AF282473

Bewusstsein und Transformation

- ein Geschmack vom Ganzen

Klaus-Dieter Platsch (Hg.)

Bewusstsein und Transformation

- ein Geschmack vom Ganzen

Eine Dokumentation der Veranstaltung „Medizin und Spiritualität" auf der Fraueninsel im Chiemsee / Oberbayern vom 2.-4. April 2004 mit Beiträgen von

Martina Hartkemeyer
Hans-Peter Dürr
Annette Kaiser
Klaus-Dieter Platsch

Eine Publikation des Instituts für Integrale Medizin
Windschnur/Chiemgau
Originalausgabe
ISBN 3-8334-2600-4

© 2005 klaus-dieter platsch
Umschlaggestaltung: klaus-dieter platsch
Nachdruck oder Verwendung in anderen Medien nur mit schriftlicher
Genehmigung der AutorInnen.
Herstellung und Verlag: Books on Demand GmbH, Norderstedt
Printed in Germany

Inhalt

Vorwort zur 3. Tagung 2004

Das vorliegende Buch ist eine Dokumentation der Beiträge zum Thema „Bewusstsein und Transformation – ein Geschmack vom Ganzen" im Rahmen der Tagungsreihe „Medizin und Spiritualität" auf der Fraueninsel im Chiemsee/Oberbayern im April 2004.

In meiner eigenen ärztlichen Tätigkeit und in vielen Begegnungen auf Seminaren und Kongressen erlebte ich über die Jahre zunehmend, dass viele Menschen, die in einem ärztlichen oder therapeutischen Kontext stehen, eine starke Sehnsucht nach Ganzheitlichkeit in ihrer Arbeit erleben.

So entstand die Idee zu dieser Tagung, die erstmals 2002 mit dem Thema „Medizin und Spiritualität – ein Geschmack vom Heilen" stattfand, und die 2003 mit dem Thema „Tod und Sterben – ein Geschmack der Ewigkeit" ihre Fortsetzung fand. Die Beiträge dieser Tagungen sind auch unter diesen Titeln veröffentlicht.

Mir dieser 3. Tagung ist es durch eine wiederum sehr geglückte Auswahl der Referenten und Referentinnen gelungen, das Thema „Bewusstsein und Transformation" von ärztlicher, naturwissenschaftlicher und spiritueller Seite in besonderer Tiefe zu beleuchten. Dafür gilt den eingeladenen Vortragenden Dr. Martina Hartkemeyer, Annette Kaiser und Prof. Hans-Peter Dürr mein besonderer Dank.

Das offensichtlich immer stärker werdende Bedürfnis der therapeutisch tätigen Menschen nach einem Austausch zu diesen Fragestellungen zeigt sich in der stetig wachsenden Zahl der Teilnehmerinnen und Teilnehmer und im großen und ernsthaften Interesse, mit dem sie auf die Fraueninsel im Chiemsee kommen. Die Herzensatmosphäre, die Tiefe und Stille des Seins und die persönliche Erfahrung der Menschen lassen sich in einem Buch nicht unmittelbar wiedergeben. Dennoch lässt sich auch diese Ebene in den gehaltenen Vorträgen erahnen. Sie sind Perlen und Meilensteine, die sich noch einmal nachzulesen lohnen.

An dieser Stelle möchte meinen herzlichen Dank an alle an dieser Tagung Beteiligten – ob aktiv referierend oder diskutierend oder einfach nur dabei gewesen - aussprechen, sowie an Johanna Bauer für die Lektorierung der Texte und Heike Goldgruber für die Transskribierung von Tonbändern. Mein besonderer Dank gilt Petra Kaufmann (Organisation) und Christl Ederer (Tagungsassistentin), der Initiativgruppe des Fördervereins „Ganzheitliches Heilen e.V." sowie den vielen anderen Menschen, ohne deren Hilfe eine Veranstaltung dieser Größenordnung und Qualität gar nicht möglich gewesen wäre.

Windschnur im Januar 2005   *Klaus-Dieter Platsch*

8

Der ist ein Arzt, der das Unsichtbare weiß, das keinen Namen hat, keine Materie und doch seine Wirkung.

Paracelsus

Bewusstsein und Transformation – Öffnung zu weitenden Dimensionen des Heilens

Klaus-Dieter Platsch

Was haben Heilen und Heilung, Gesundheit und Krankheit mit Bewusstsein zu tun? Es scheint immer noch so, dass ein solcher Zusammenhang für die konventionelle westliche Medizin als irrational und unwissenschaftlich zurückgewiesen würde.

Und was bedeutet Transformation im Kontext von Heilen?

Das Spannungsfeld von Bewusstsein und Materie

Das Spannungsfeld, um das es hier geht, ist das älteste, womit sich die Philosophen, Mystiker und auch Ärzte der alten Hochkulturen beschäftigt haben: die Beziehung zwischen Bewusstsein und Materie.

Die Medizin, in der wir ausgebildet sind, basiert im Wesentlichen auf den Prämissen des Materialismus. Der Körper wird weitgehend immer noch als eine Maschine betrachtet, die nach besten Möglichkeiten gepflegt oder, wenn sie nicht mehr funktioniert, repariert werden sollte.

Die materialistische Deutung der Medizin gleicht der der gesamten westlichen Entwicklung in den letzten Jahrhunderten.

Ich selbst bin einige Jahre nach dem zweiten Weltkrieg geboren. Ich wuchs auf in der materiellen Not der Nachkriegsjahre, die im Wesentlichen vom materiellen Überleben bestimmt waren. Nun leidet aber eine Kinderseele, die noch so nah ihrer ursprünglichen Herkunft ist, wenn sie zu wenig Seelennahrung bekommt. So beschäftigte ich mich schon als kleines Kind von mir selbst aus mit Fragen der Religion. Ich war fasziniert von den Bibelgeschichten, die ich im Kindergottesdienst hörte – dort ging ich aus eigenem Antrieb hin, und der Weg war zu Fuß mindestens eine Dreiviertelstunde weit. Später fand meine Sehnsucht nach den geistigen Reichen zu einem nahe gelegenen buddhistischen Kloster, dem Buddha-Haus, das erste und einzige zur damaligen Zeit in Deutschland. Ich war mit den wechselnden Mönchen befreundet, saß in ihrer Meditationshalle und fühlte mich hingezogen.

Erst als Erwachsener, als ich mit meinem Medizinstudium begann, verblasste mein Bezug zum Religiösen und Spirituellen und war dann irgendwann nicht mehr in meinem Bewusstsein. Ich sezierte in der Anatomie Leichen, hörte die Vorlesungen über Physiologie und Biochemie und erfuhr, dass der Mensch ein kompliziertes System physikalischer und biochemischer Größen sei, in denen keine Spur göttlichen oder spirituellen Lebens vorkam. So konnte ich scham- und respektlos, aber wissenschaftlich begründet, zu Forschungszwecken an einer Universitätsklinik Tiere töten oder die Augen aus frisch Verstorbenen herausschneiden und die Angehörigen mit eingesetzten Glasaugen täuschen. Ich nahm ja an, dass da kein Bewusstsein mehr sei und ahnte noch nicht, dass es mir selbst nur an Bewusstsein fehlte. Später, in den klinischen Jahren, gab es dann immerhin Fächer wie die Psychiatrie oder erste Ansätze der Psychosomatik. Aber auch die waren weitgehend mechanistisch ausgerichtet und bar jeder menschlichen Sinngebung.

Nach vielen Jahren schulmedizinischer Ausbildung und ersten ärztlichen Erfahrungen in Klinik und Praxis, stellte etwas in mir die gelernte Betrachtungsweise der Medizin zunehmend in Frage. Ich war ja täglich mit meinen Patienten zusammen, sah und hörte ihre Sorgen und Nöte, ihre Verzweiflung und ihre Hoffnungen. Ich konnte und wollte mich gegenüber ihrem Menschsein und der menschlichen Dimension ihrer Krankheiten nicht abschotten. Mein Bewusstsein ahnte größere Zusammenhänge und mein Verstand wollte mehr wissen. So begegnete ich der chinesischen Medizin, die fortan meine ärztliche Tätigkeit in großem Umfang bestimmen sollte. Ich traf auf eine Medizin, die ganzheitlich orientiert war, die die Ganzheit und nicht wertende Gleichheit von Leib, Psyche und Verstand beschrieb und die durch ihr Verständnis von Energetik mein materielles Weltbild geradezu revolutionierte. In der chinesischen Medizin fand ich das missing link zwischen Körper und Psyche – das Qi, die Energie als verbindendes Element. Viele der zuvor empfundenen Widersprüche zwischen Bewusstsein und Körper lösten sich mit einem Mal auf. Die Lehre von Yin und Yang als eine Lehre des inneren und äußeren Gleichgewichts und die Lehre vom Fließen des Qi, der Lebensenergie, veränderten meinen Blick auf den kranken Menschen und gaben mir neue, über das mir bislang bekannte Maß weit hinausgehende Möglichkeiten der Behandlung. Gleichzeitig begann ich regelmäßig zu meditieren, da ich meine spirituelle Lehrerin, *Irina Tweedie*, und mit ihr meinen spirituellen Pfad gefunden hatte.[1]

In diesen Jahren änderte sich meine Sicht der Welt, der Existenz, des eigenen Seins, die Sicht von Gesundheit, Krankheit und Heilung exponentiell. Für mich gab und gibt es keine Trennung mehr zwischen Materie und Bewusstsein. Ich erfuhr, dass Heilung und Heilen aus einem unbenennbaren Raum heraus entstehen, der, wenn man ihm am Saum der Erfahrung überhaupt eine Qualität zusprechen kann, ein Raum der Liebe ist.

Die grundsätzlichen Auffassungen von Materie und Bewusstsein

Seit alters her hat die Menschen die Beziehung von Bewusstsein und Materie beschäftigt und zu zahllosen Vorstellungen und Theorien Anlass gegeben. Fasst man die grundsätzlichsten Auffassungen zusammen, dann lassen sich die fünf wichtigsten so darstellen:

1. *Das Bewusstsein ist ein Produkt des Gehirns.* Danach gilt das Gehirn als die Steuerungszentrale des Organismus. Das Bewusstsein wird weitgehend mit den Hirn- und Verstandesfunktionen gleichgesetzt. Das ist die klassische Position des Materialismus und der westlichen Schulmedizin.

2. *Das Bewusstsein ist die eigentliche und letztendliche Realität. Die Materie ist lediglich eine vom Bewusstsein erzeugte Illusion.*

---

[1] Irina Tweedie: Der Weg durchs Feuer, Ansata Vlg., Interlaken 1988

14

Nach dieser Auffassung ist das Bewusstsein die letztendliche Ursache des materiellen Universums. Diese Sicht entspricht z.B. dem Schöpfergeist der Religionen und damit der Position des Idealismus (Beispiel klösterliche Abstinenz).

3. *Bewusstsein und Materie sind fundamentale, aber völlig unterschiedliche Entitäten. Sie werden durch das menschliche Gehirn zueinander in Beziehung gesetzt.*

Demzufolge lässt sich Bewusstsein nicht durch die organischen Systeme erklären, durch die es sich manifestiert. Das Gehirn wird lediglich als Sitz des Bewusstseins angenommen, ist aber nicht mit ihm identisch. Wenn Bewusstsein und Materie als gleichzeitig und gleichberechtigt anerkannt, sie aber als getrennte Wirklichkeiten gesehen werden, dann liegt hier die Position des Dualismus vor.

4. *Materie und Bewusstsein bilden ein Ganzes, das weder theoretisch noch in der realen Welt geteilt werden kann.*

Die *Descart'*sche Trennung von Bewusstsein und Materie ist nicht haltbar. Beide bilden ein integriertes Ganzes und existieren nicht isoliert von einander. Dies ist die relativ neue Position des Holismus.

5. Die fünfte Position ist zugleich eine uralte und die absolut neue Dimension der heutigen Zeit, und entspricht einer Bewusstseinsentwicklung, die gerade erst beginnt:

Sowohl Materie als auch Bewusstsein sind real, doch sie sind keine grundlegenden fun-

damentalen Größen. Sie entwickeln sich gemeinsam aus einer noch grundlegenderen Ebene der Realität heraus.

Diese Position ist zugleich die Kernaussage der alten spirituellen Traditionen wie des Tantrismus, des Zen, des Advaita, des Sufismus, der christlichen Mystik usw., und das Kernstück der neuen wissenschaftlichen Betrachtungsweise.[2]

Bewusstsein, Geist und Seele

Wenn wir von Bewusstsein sprechen, dann brauchen wir eine klare Vorstellung, wovon und auf welcher Ebene wir sprechen. Es gibt bei den Begriffen Bewusstsein, Geist und Seele etliche Unschärfen, die klargestellt werden wollen.

- Die Seele ist in der Regel immer eine individuelle Begrifflichkeit.
- Bewusstsein und Geist werden sowohl in Bezug auf das Individuum als auch auf einer nicht personalen Ebene gebraucht.

Dabei entspricht das nichtpersonale Bewusstsein der Dimension des kosmischen oder universellen Bewusstseins, in dem das individuelle Bewusstsein mit seinen Abstufungen ein Teil des Ganzen ist und gleichzeitig das Ganze repräsentiert – d.h. wir sind Bewusstsein. Dieses schöpferische Bewusstsein wird verschiedentlich auch als GEIST, z.B. bei *Ken Wilber*, bezeichnet.[3] Wenn ich den Begriff GEIST verwende, dann in diesem Bezug. Ich vermeide die be-

---

[2] E. Laszlo: Das fünfte Feld, Bastei-Lübbe, 2000, S. 258 f.
[3] Ken Wilber: Einfach „Das", Fischer-Spirit, 2001. S. 61

griffliche Überlappung mit der intellektuellen Ebene und spreche in diesen Fällen dann direkt von Intellekt oder Verstand.

Die non-duale Wurzel von Medizin und Heilung

Um zu verstehen, wie Bewusstsein und Heilung miteinander korrelieren, müssen wir uns klar machen, was Bewusstsein umfasst. Die alten Medizinkulturen wie die abendländische hippokratische Medizin[4], das Ayurveda oder die Chinesische Medizin[5] haben ihre Heilarbeit immer in diesen großen Bewusstseinskontext gestellt.

Nehmen wir als Beispiel die Chinesische Medizin. Ihr Ausgangspunkt ist das Dao, das Prinzip des unbeschreibbaren Urgrundes des gesamten Universums und aller Existenz. *Lao-Tse*, der Begründer der daoistischen Tradition, sagt: *„Wenn du Dao sagst, dann ist es schon nicht mehr das ewige Dao."* Alle spirituellen Traditionen sprechen deshalb vom schöpferischen Urgrund als dem Namenlosen oder der Leere. Aus Dao kommt es zur Urspaltung. Der Urgeist und die Urmaterie, die großen Prinzipien von Yin und Yang auf der schöpferischen Ebene, sind die Voraussetzung für die Schöpfung eines dualen Universums. Sie bilden die Grundlage unendlich vieler Manifestationen der Schöpfung. Licht und Finsternis entstehen, Tag und Nacht, Himmel und Erde, der

---

[4] vergl. Annie Berner-Hürbin: Hippokrates und die Heilenergie, Schwabe-Vlg., Basel, 1997

[5] vergl. Klaus-Dieter Platsch: Psychosomatik in der Chinesischen Medizin, Urban&Fischer, München, 2000

Mensch auf der Erde mit seinem Körper, seiner Psyche, seinem Verstand und seiner Seele.

Diese Kosmologie beschreibt einen Weg von oben nach unten, vom namenlosen Dao bis zur unendlichen Zahl der Manifestationen dieses Universums. Weg nach unten meint im tieferen Sinn keinen Weg, keine Richtung und keine Bewertung, sondern er ist immanent und außerhalb von Raum und Zeit.

Die moderne Quantenphysik hat durch ihre Forschungen eine fast identische Kosmologie entwickelt, nur in anderen Worten. Alle Grundkräfte des Universums, die starke und die schwache Kraft, die elektromagnetische Kraft und die Gravitationskraft kommen in einer einzigen Urkraft zusammen, die bei unvorstellbaren 10^{25} eV liegt. Diese Urenergie wird nach der M-Theorie von *Edward Willen*[6] seit 1995 als Membran gezeichnet. „M" steht für „magic" (Zauber), „mystery" (Geheimnis) und Membran.[7] Diese unbekannte, aber offensichtlich vorhandene und wirksame Kraft beinhaltet 11, nach neueren Forschungen sogar 13 Dimensionen. Fällt diese Energie in niedere Energie- und Schwingungsniveaus, dann manifestiert sie sich als eine Vielzahl von Energiequantenfeldern. Diese Quantenfelder entsprechen unendlich vielen virtuellen Möglichkeiten von Manifestationen. Erst wenn aus diesen Quantenfeldern unendlicher Möglichkeiten Wellenfunktionen kollabieren, dann entstehen wie in einem energetischen Verdichtungsprozess Form und Materie.

---

[6] Institute for Advanced Study in Princeton (New Jersey)
[7] Warnke, U.: Die geheime Macht der Psyche, Popular Academic Vlgs.-Gesell., Saarbrücken, 1999, S. 60

18

Sowohl nach den alten Medizinkulturen als auch nach der modernen Quantentheorie gibt es keine Materie als fundamentale Gegebenheit. Alles ist letztendlich Energie und Energiefelder, und Materie scheint nichts weiter zu sein als Verdichtungen von Energiefeldern. Wenn der Ausgangspunkt aller Dinge im Universum in der alten Sprache Dao, Urgeist und Urmaterie oder modern Urenergie oder Urmembran ist, dann ist alles, was existiert, Bewusstsein und in jedem Atom schwingt Bewusstsein.

Das hat Konsequenzen für unsere Vorstellung von Körper und Psyche, von Gesundheit und Krankheit und von Heilungsprozessen.

Wenn alles untrennbar in einem großen Zusammenhang des Urbewusstseins steht, in dem es weder Raum noch Zeit gibt, weder Anfang noch Ende, dann gibt es auch kein Oben und kein Unten.

Bewusstseinsebenen des Menschen

Wenn ich jetzt auf die Bewusstseinszustände des Menschen eingehe, dann bitte ich Sie, sie nicht in einer hierarchischen Beziehung zu verstehen, sondern deskriptiv. Die mit dem Leib assoziierten Ebenen sind eher niedrigschwingende Energien und Energiefelder, und die eher feinstofflichen Ebenen der Psyche und des Verstandes sind höherschwingende Felder. Wir sollten uns die jetzt geschilderten Ebenen auch eher als sich gegenseitig umhüllende Schichten einer Kugel vorstellen, in der die innersten Bestandteil der jeweils äußeren sind.

Ken Wilber spricht hier von der großen Verschachtelung des Seins und unterscheidet 10 Ebenen oder Sphären des Bewusstseins, die ihre jeweiligen

Vorgänger im Entwicklungsprozess jeweils einschließen[8]:

Die ersten sechs Bewusstseinssphären gehören zur individuellen Persona. Dazu gehören das *sensomotorische* und das *emotionell-sexuelle Bewusstsein*, die den physischen Körper und die Ebene der Triebe, der Instinkte und der Emotionalität betreffen.

In der weiteren Entwicklung kommt es zum *magischen* und zum *mythischen Bewusstsein* des Kleinkindes, in dem es sich zunächst als eins mit seiner Umwelt und damit als allmächtig und dann als ein von der Umwelt getrenntes Wesen erfährt, das nun die Allmacht des Ich auf seine Umwelt, z.B. auf die Eltern oder die Heerscharen der Götterwelt, überträgt. (So hat Jehova tatsächlich das Rote Meer geteilt.)

Ab dem Schulalter reift das *rationale, analytisch-trennende Bewusstsein* des Verstandes heran, das unsere Gesellschaft gemeinhin als die Krönung der menschlichen Evolution ansieht. Eine noch höhere Form des individuellen Bewusstseins zeigt sich aber in der *Schau-Logik*, die sich in den jetzt heranwachsenden Generationen mehr und mehr entwickelt (Stichwort Indigo-Kinder), die den Menschen zu Synthese und Zusammenschau im Sinne eines universellen Pluralismus befähigt.

Die nächsten vier Bewusstseinsebenen gehen über die Grenzen der individuellen Person hinaus. Es handelt sich hier um das *psychische Bewusstsein* (*psyché* = Seele) der naturmystischen Einheitserfah

---

[8] Wilber, K.: Einfach Das, S. 146 f.

rung, dann um das *subtile Bewusstsein* der Gottes-
mystik, um das *kausale Bewusstsein* der Zeugen-
schaft der Leerheit und um das *nichtduale Bewusstsein*, in dem es niemanden mehr gibt, der erfährt, und
nichts, das erfahren werden könnte. Diese Einheitserfahrung heißt „Nicht-zwei – nicht-eins". Einheit ist
Einheit.

Das Bewusstsein der Einheit wird immer wieder
mit dem Bild des Ozeans umschrieben. *Gopi Krish-
na*, Begründer der indischen Kundalini-Bewegung,
sagte: *„Der Kosmos ist wie ein endloser Ozean, auf
dem immer wieder Eisberge schwimmen. Der kosmische Ozean durchdringt Raum und Zeit – er ist die
Grundlage aller Dinge. Unsere Sinne können ihn
nicht wahrnehmen, doch die gigantischen Eisforma-
tionen, die lediglich eine andere Erscheinungsform
des sie umgebenden Wassers sind, können wir bemerken. Wenn wir die Welt mit unseren Sinnesorganen betrachten, sehen wir nur die Eisberge. Doch
wenn wir die Realität mit dem inneren Auge schauen,
im Samadhi (Zustand der Erleuchtung), dann ver-
schwinden die Eisberge, und wir sehen ringsum nur
noch Wasser."* [9]

Der Mensch ist also wie einer der Eisberge im
unendlichen Ozean. So ist er einerseits ein Wesen der
Raum-Zeit-Dimension, Verdichtung ozeanischen
Wassers, das wir mit unseren Sinnen erkennen und
erfassen können. Gleichzeitig ist er aber Teil des
großen Ozeans und damit Teil aller Dimensionen der
Schöpfung, von der Urenergie der 13 eingefalteten

---

[9] zit. aus Laszlo, E.: Das fünfte Feld, S. 251

Dimensionen bis zu seiner Raum-Zeit-Manifestation der unteren vier Dimensionen. Er ist Teil des Ganzen und repräsentiert zugleich das Ganze, er schwingt ohne Zeit und Raum in allen Dimensionen und steht mit ihnen in unentwegter Kommunikation. Jeden Augenblick formiert sich sein Körper, seine Psyche und sein Verstand von neuem aus dem großen Meer der Möglichkeiten. Er ist wie das fließende Wasser immer in Bewegung. Jede Zelle, geschwängert vom einen Bewusstsein, zerfällt jeden Augenblick, um jeden Moment wieder neu zu entstehen. All dies ist wesentlich, wenn wir uns die Frage nach Gesundheit und Krankheit, nach Heilung und Heilen stellen.

Entsprechend der 10 Ebenen des Bewusstseins wird deutlich, dass unser Körper eingebettet ist in einem emotionell-sexuellen Bewusstseinskörper, der natürlich das leibliche Geschehen beeinflusst und mitsteuert. Auch die magischen und mythischen Bewusstseinszustände, die als frühe Bewusstseinsstufen die beiden vorigen Ebenen umhüllen, wirken sich auf unser leibliches und emotionell-sexuelles Wohlbefinden aus. Und natürlich hat die Ebene des Verstandes ihre Wirkungen auf alle darin enthaltenen körperlichen und psychoemotionalen Befindlichkeiten. Befindlichkeitsstörungen oder manifeste Krankheiten können ihre Wurzel in jeder dargestellten Schicht haben. Und so ist auch verständlich, dass die Wiederherstellung der Gesundheit in Bezug zur betroffenen Schicht erfolgen muss, um wirksam zu sein.

Es macht wenig Sinn, den Körper zu behandeln, z.B. zum wiederholten Mal jemandem den Bauch aufzuschneiden wegen ungeklärter Bauchschmerzen, wenn die ursächliche Ebene der Krankheit ganz woanders liegt. Solange wir das in einem uns schon geläufigen, allgemein akzeptierten psychosomatischen Kontext sehen, werden viele Mediziner dem inzwischen problemlos folgen können. Allerdings müssen wir dieses Konzept erheblich erweitern. Denn der Mensch endet mit seinem Bewusstsein nicht im Gehirn und damit in seiner Rationalität. Auch die transpersonalen Bewusstseinsebenen können in Krankheitsprozessen involviert sein, und dann sind auch diese Ebenen in einen Heilungsprozess mit einzubeziehen. Auch eine Sinnkrise im Leben, eine spirituelle Krise, kann sich als Depression oder als somatoforme Störung niederschlagen. Darauf müssen wir vorbereitet sein, und das sollten wir einschätzen können.

Ganzheitliches Heilen bedeutet aber nicht nur, die Ebenen des Bewusstseins zu kennen, zu erkennen, welche Ebenen in einem Krankheits- oder Heilungsprozess involviert sind, nein, ganzheitliches Heilen heißt v.a. auch, dass Ärztin und Arzt und Therapeut und Therapeutin aus dem ganzen Bewusstsein heraus arbeiten. Und das gilt für jede und jeden von uns, gleich welcher Fachrichtung oder welchem Heilberuf wir angehören, ganz gleich mit welchen Patientinnen und Patienten wir zu tun haben. Der ganzheitliche Heilungsprozess entfaltet sich aus dem Bewusstseinsraum der Ganzheit, des Einsseins.

Die Qualität des *einen* Bewusstseins ist Liebe.

Die Qualität des *einen*, ganzen Bewusstseins ist Liebe. Nicht in einem persönlichen Sinn oder gar romantisch oder sentimental gemeint. Nein. Der Mensch ist Liebe und Liebe ist das, was den Menschen am Leben hält. Liebe ist das freie Fließen der Lebensenergie. Fließt unsere Lebensenergie nicht frei, dann erleben wir es oft als einen Mangel an Liebe und Lebenskraft.

Alle Lebensprozesse werden durch die Energie der Liebe aktiviert. Liebe ist die Grundlage des Lebens. Liebe *ist* Leben.

Eine Behandlung, die in einer lieblosen Atmosphäre oder von einem Therapeuten ohne Liebe und Mitgefühl zu dem Menschen stattfindet, kann man nur als rudimentär und kaum heilsam erachten. Gerade kranke Menschen leiden unter einem Mangel an Liebe, es fällt ihnen sehr schwer, sich mit ihrer Krankheit anzunehmen, ja zu ihr und damit auch zu sich zu sagen. Liebe ist das Annehmen dessen, was ist. Wenn wir einem leidenden Menschen mit liebendem Mitgefühl begegnen, dann kann er sich für einen Heilungsprozess öffnen, dann beginnt neue Lebenskraft auf ihn überzugehen.

Angst blockiert die Lebensenergie.

Bei vielen Menschen ist die Lebensenergie durch ihre Angst blockiert. Viele Probleme resultieren letztlich aus der Angst. Aus der Angst heraus unterbleiben z.B. nötige Lebenskorrekturen. Eigentlich weiß man schon lange, dass man weniger arbeiten müsste, oder dass die Beziehung zum Partner schon längst überlebt und nicht mehr zu retten ist, aber ... Es ist dann oft die Angst vor dem Neuen, dass man nicht einschätzen kann, ob dann wohl das Geld reichen würde, ob ich eine neue Stelle bekomme, ob ich in der neuen Umgebung anerkannt werde usw. Bei Trennungsfragen hindert viele Menschen auch, den eigenen Weg einzuschlagen, weil sie Angst davor haben, allein zu sein. Oder viele Menschen stehen nicht zu ihren Bedürfnissen aus Angst, abgelehnt und nicht mehr geliebt zu werden. So werden keine neuen Perspektiven zugelassen und die derzeitigen Lebensumstände bleiben unverändert. Die Angst führt zu Stagnation, Erschöpfung, Hoffnungslosigkeit, Trauer, Wut, Depression, zu Verhaltensstörungen, Zwängen, Resignation und Verbitterung.

Die Angst wirkt über die feinstoffliche Bewusstseinsebene in die Tiefe des Gefühls, der neurovegetativen Regulation und des Leibes, und Tür und Tor für ein Krankheitsgeschehen sind geöffnet. Heilsam wirkt die bedinglose Annahme des kranken Menschen und die Mithilfe, seine eigenen Ressourcen, die die Angst lösen können, zu finden.

Aber auch bei Menschen, mit denen wir nicht über ihre Ängste und Probleme sprechen können, mit denen wir womöglich überhaupt nicht verbal kommunizieren können, z.B. mit kleinen Kindern, geistig Behinderten oder mit Bewusstlosen, mit Unfallopfern, Menschen auf der Intensivstation oder Wachkoma-Patienten, wirkt unser Bewusstseinsfeld, das aus der Haltung der Liebe, der Annahme und der Achtsamkeit heraus seine heilsame Wirkung im Energiefeld der Patienten und Patientinnen entfalten kann.

Wie unsere innere Haltung und Einstellungen in den Krankheits- und Heilungsprozess eingreifen.

Auf einer Ebene korreliert das Bewusstsein auch mit unserer inneren Haltung und unseren Einstellungen. Wie beeinflussen sie den Krankheits- bzw. den Heilungsprozess?

Die meisten Menschen tragen in sich die Überzeugung, ein getrenntes Wesen in einem psychophysischen Körper zu sein, und haben damit ein mehr oder weniger mechanistisches Bild von sich und der Welt. Das gilt für die Patienten wie für uns Menschen im Heilberuf.

Solange wir Krankheit und Gesundheit lediglich als Gegebenheiten auf der Strukturebene ansehen, werden wir weiterhin in der Medizin nur messen, wiegen und schneiden. Wir werden „objektive" Befunde erheben, den Faktor Mensch aus den Ergebnissen unserer wissenschaftlichen Betrachtung möglichst heraushalten, werden aufgrund unserer Befunde Diagnosen und Prognosen stellen, nach denen genaue Richtlinien der Behandlung, die im Wesentlichen auf die Struktur wirkt, festgelegt sind, und der Verlauf oder die Unheilbarkeit einer Krankheit genauestens statisch erfasst und festgelegt sind.

Stellen sie sich vor, was passiert, wenn jemand z.B. eine Multiple Sklerose, einen Parkinson, ein Rheuma oder ein Karzinom hat. Nach dem Kenntnisstand der modernen Schulmedizin sind dies in der Regel unheilbare Krankheiten, die eine schlechte Prognose haben. Mehr oder weniger sanft teilen wir das den Patientinnen und Patienten mit. Sie wissen jetzt, was mit ihnen los ist – wie schlecht es um sie steht. Selbst wenn wir sie nicht so aufklären, so haben in unserer heutigen Informationsgesellschaft die meisten Patienten schnellstens mehr Material und einen größeren Überblick über ihre Erkrankung als ihre behandelnden Ärzte selbst.

Dass die Psyche unseren Organismus erheblich beeinflussen kann, ist inzwischen vielfältig bewiesen. So reagieren z.B. Asthma-Kranke auf allergenfreie Luft, wenn sie nur von der Anwesenheit der Allergene überzeugt sind. Oder andere Untersuchungen haben gezeigt, dass alkoholfreie Getränke einen Rausch erzeugen, wenn die Probanden davon ausgehen, dass sie Alkohol enthalten.

Viele Alltagssuggestionen nehmen Einfluss auf unser Leben. Suggestion kommt vom lateinischen *sub-gerere*, was „von unten herantragen" bedeutet. Es wird quasi etwas aus dem Reich des Unbewussten eingegeben.

Was meinen sie wohl, wie sich diese prognostischen Überzeugungen aufgrund der medizinischen Befunderhebung auf den Krankheitsverlauf der Patienten auswirken? Welche Suggestionen geben wir da? In den meisten Fällen werden sie vermutlich die Statistiker befriedigen. Wobei ich bemerken darf, dass die Statistiken als Teil der negativen Suggestion wahrscheinlich eher zum selbsterfüllenden Faktor werden, als dass sie bessere Heilungschancen widerlegten. Ich frage aber, welche Heilungschance hat ein Mensch, wenn seine innere Überzeugung negativ gepolt ist? Welche Auswirkungen hat wohl eine solche pessimistische Grundhaltung auf die Selbstheilungskräfte des Menschen?

Die westliche Schulmedizin steht immer noch mitten im Newton'schen-cartesianischen Weltbild des späten Mittelalters und der Aufklärung. Sie geht ausschließlich von der Ebene der Materie und der Mechanik aus. Selbst die hochmodernsten Entwicklungen wie z.B. die Gentechnologie oder die Kernspintechnik arbeiten ausschließlich auf der Ebene der materiellen Struktur. In Form gegossene Struktur lässt sich in organischen Befunden, im Labor und in bildgebenden Verfahren untersuchen, und wird entsprechend strukturell behandelt. Da gibt es wenig Spielraum zu Veränderung.

Wenn wir aber den energetischen Modellen des Organismus folgen, wie wir sie in den traditionellen Medizinkulturen wie auch in der modernen Kybernetik oder in der Quantenphysik kennen, dann gilt, dass Energie fließt. *Panta rhei.* Dann ist Krankheit nicht mehr statisch, sondern ein fließender Prozess. Ein Prozess, dessen Entwicklung nicht zwangsläufig vorgeschrieben sein muss, so wie ihn Medizinstatistiker beschreiben. Alle Ebenen unseres Organismus stehen miteinander in fließender Verbindung. Täglich sterben in unserem Körper 600 Milliarden Zellen ab und erneuern sich. Fast alle Zellen unseres Körpers sind in Jahresfrist völlig ausgetauscht. Warum sollte es da auch auf der Strukturebene nicht möglich sein, dass sich Gewebe und Organe wieder in ihren gesunden Zustand regenerieren? Es braucht dazu nur den entsprechenden Code. Und der, meine ich, hängt u.a. von der inneren Haltung ab. Der feinstoffliche, d.h. der Bewusstseinskörper, ist die Matrix des Stoffes. Aus ihm verdichtet sich das Quantenfeld zu Atomen und Molekülen. Unsere innere Haltung und Überzeugungen beeinflussen erheblich, was sich jeden Moment stofflich oder feinstofflich manifestiert, denn der Körper ist in die „höheren" Bewusstseinsebenen eingehüllt. Psyche und Verstand wie auch die höheren Bewusstseinsebenen haben einen Zugriff auf die in ihnen eingehüllten Ebenen. Unsere innere Haltung bringt quantenphysikalisch gesagt bestimmte Energiewellen aus dem Meer der Möglichkeiten zum Kollabieren, womit sie festgelegt werden und sich in der Raum-Zeit-Dimension manifestieren.

Viele Befunde der neueren Psychoneuroimmunologie belegen die deutlichen Zusammenhänge zwischen Verstand, Psyche, neuroendokrinem System und Immunsystem. Viele so genannte Spontanheilungen, selbst Krebs, lassen sich vermutlich auf die Aktivierung der Heilkräfte und des Immunsystems durch eine positive Haltung zum Leben und der Möglichkeit, gesund zu werden, zurückführen.

So ist es von Seiten der Ärzte und Therapeuten wichtig, selbst die innere Haltung zu entwickeln, dass grundsätzlich jede Entwicklung, auch die Heilung einer klassisch gesehen unheilbaren Krankheit, möglich ist. Unsere innere Einstellung und Haltung überträgt sich auf den Patienten. Sie bahnt in ihm, dass die heilenden Potenzen aus dem Meer der Möglichkeiten aktiv und die Signale auf Heilung gestellt werden. Das ist etwas anderes, als wenn wir nur den Patienten vor der Wahrheit einer bösartigen Krankheit verschonen wollen, ihm sagen, du wirst schon wieder gesund, aber es selbst keinen Augenblick lang glauben. Das funktioniert nicht. Im Gegenteil wird einem Menschen, dem wir seinen wahren Zustand verschweigen, die Möglichkeit genommen, sich mit seiner Krankheit auseinander zu setzen. Wir hindern ihn damit, Anschluss an seine Heilkräfte zu finden.

Und wir verhindern, dass er, wenn er vielleicht dem Tod ins Gesicht zu schauen hat, sich auf ihn vorbereiten kann.

Ist unsere innere Haltung, dass Heilung grundsätzlich immer möglich ist, nicht nur ein Lippenbekenntnis, dann wird sie sich mit Sicherheit heilsam auf unsere Patienten auswirken. *Franz von Assisi* hat gesagt: *„Tu erst das Notwendige, dann das Mögliche, und plötzlich schaffst du das Unmögliche."*

Dabei bin „ich" lediglich Werkzeug. Nicht ich schaffe es oder heile, sondern meine innere Haltung und mein steter Fokus auf das, was heilt, machen das scheinbar Unmögliche möglich.

Bewusstseinstransformation

Das eine ist das Erkennen dieser Zusammenhänge. Wir können uns damit wissensmäßig, intellektuell beschäftigen. Wir können Diskurse darüber anstellen und Einsichten gewinnen. Das ist wichtig und ein erster Schritt. Aber der Kopf allein kann nicht unsere therapeutische Haltung in Richtung Ganzheit verändern.

Auch die Qualität des Herzens ist gefragt. Wenn das, was wir wissen, gehört und gelernt haben, uns auf einer tieferen Ebene erreicht und in Schwingung bringt, und wir dann unseren Patienten und Patientinnen gegenüber sitzen, dann spüren wir doch einmal der Weite unserer therapeutischen Dimensionen nach. Dann versuchen wir doch einmal, unser Herz ganz für den anderen oder die andere zu öffnen und versuchen, ihn oder sie ganz wahrzunehmen, versuchen einmal zu spüren, auf welcher Ebene der- oder diejenige vor uns leidet, was sich hinter den vordergründigen Symptomen verbirgt. Das, wovon wir im Kopf überzeugt sind, wandelt uns erst, wenn wir es ins Leben bringen.

Wir können uns selbst nicht draußen vor lassen. Auch wir sind dieses wunderbare Wesen, das in sich absolut ganz und unversehrt ist, das in der Raum-Zeit-Dimension seine Erfahrungen macht, das aber mit allem im Universum in steter Verbindung steht, ja das Universum selbst ist. Mich hat das Praktizieren der Chinesischen Medizin verändert, denn ich sehe tagtäglich, wie kranke Menschen wieder in einen neuen Fluss ihres Lebens kommen. Wenn ich mit der Akupunkturnadel das Qi bewege, sehe ich, wie nicht nur der Leib, sondern auch ungetrennt von ihm die Gefühle, die Psyche und der Verstand mitgehen. Das sind keine unterschiedlichen Entitäten, wie wir sie von Seiten der Anatomie und Physiologie immer vorgestellt bekommen. Da ist fließende Energie, die ihre kondensierte Form, die Materie, wieder in einen lebendigen Heilungsprozess versetzt.

Aber für mich war auch wichtig, dass ich begonnen hatte zu meditieren. Dass ich Lehrer bzw. Lehrerinnen hatte, die mir halfen, mich in mir neuen Bewusstseinszuständen zurechtzufinden. Dass ich dann auch Heilern begegnen und die Wirkung von Heilkräften mit eigenen Augen sehen konnte. All das im Laufe von Jahren verändert den Menschen – transformiert ihn. Diese Transformation ist ein Prozess, der für jeden und jede einzigartig verläuft und seine Zeit braucht. Jeder Arzt und jede Therapeutin kann diesen Wandel, diesen Prozess einer inneren Alchemie, durchgehen. Das einzige, was dazu nötig ist, ist offen dafür zu sein und Vertrauen in die Heilkräfte des Menschen und des Universums sowie in die Richtigkeit des Lebens zu gewinnen. Und allmählich integriert sich unser Wissen und unsere Erfahrung und wird zu einem einzigartigen Bestandteil unserer selbst und unserer Arbeit mit den Menschen.

Aus all dem entsteht in uns ein Heilbewusstsein.

Die Ganzheit des Menschen macht nicht an seinen körperlichen Grenzen Halt. Die Ganzheit des Universums, dass alles aus einer Quelle fließt und wir alle dasselbe Wasser des Ozeans sind, impliziert, dass nicht nur ich ein Teil des Ganzen bin, sondern auch jeder und jede andere. Diese Erfahrung führt zu einer Haltung tiefsten Mitgefühls für den anderen Menschen und für alles, was auf der Welt geschieht. Mitgefühl ist die Energie der Liebe, die einen Heilungsprozess ermöglicht. Schon *Paracelsus* hat gesagt: *„Liebe aber ist die höchste der Arzneien."*

Liebe ist Energie. Es gibt Mystiker wie Wissenschaftler, die sagen, dass Liebe die Energie unseres Universums ist, Liebe es erschaffen hat.

Was ist es, das heilt?

Zunächst ist Heilung immer ein Prozess, der in Raum und Zeit stattfindet. Die Regeneration und Neuorientierung von Materie und Psyche ist ein evolutionärer Vorgang, der im heilenden Feld des Angenommenseins und der Liebe stattfindet. Heilung ist nicht unbedingt die Rückkehr in den vorigen Zustand von Gesundheit, sondern kann durchaus auch eine Entwicklung in eine neue Ebene von Körper, Geist und Seele sein. Die Vorstellung einer Restitutio löst sich hier ab und wird zum Bild des *evolutiven Voranschreitens* des Menschen.

Die Frage, was heilt, berührt unterschiedliche Ebenen, auf denen wir die Fragen stellen und möglicherweise Antworten bekommen – so, wie auch das Bewusstsein unterschiedliche Ebenen des Leibes, der Psyche, des Verstandes und der Seele umfasst.

Ohne auf Vollständigkeit aus zu sein, erscheinen mir folgende Punkte für einen Heilungsprozess essentiell:

Förderung der Selbstheilungskräfte des Menschen

Wer krank ist, sucht im Allgemeinen Hilfe von außen, und auch wir in den Heilberufen sind so programmiert, dass wir dieser Erwartung entsprechen. Jeder Mensch hat aber in sich selbst Heilkompetenz. Es ist nach meiner Erfahrung nicht so, dass wir die Menschen gesund machen, sondern eher, dass wir durch unsere Behandlung einen Heilungsprozess im Menschen anstoßen, der im Wesentlichen aus ihm selbst heraus geschieht. Ich betrachte mich oft als einen Schuhlöffel, der nur als Werkzeug funktioniert, den Schuh anzuziehen. Fuß und Schuh sind ohnehin schon da.

Es hilft kranken Menschen, wenn wir uns zum Verbündeten ihrer eigenen Heilkräfte machen und diese gemeinsam aktivieren und stärken. Wir entlassen uns damit selbst aus der Vorstellung der allmächtigen „Götter in Weiß" und die Patienten erleben ein Stück weit mehr ihre eigene Kompetenz für sich und ihre Gesundheit. Sie müssen das Gesundwerden nicht mehr delegieren. Sie holen sich fachkompetenten Rat von ihren Ärzten und Therapeuten, ja, überprüfen ihn für sich – und geben dann dem eigenen Prozess Raum.

Zur Förderung der Selbstheilungskräfte gehört auch die Schulung der Selbstwahrnehmung. Was spüre ich, wie ist meine Befindlichkeit? Viele Patientinnen und Patienten wissen sehr genau, was ihnen fehlt, wenn sie nur ihrer Selbstwahrnehmung vertrauen. Sie kennen ihre Krankheit und ihre Ursachen. Wir können uns viel Mühe und Arbeit in Anamnese und Diagnose – wahrscheinlich auch in der Therapie – sparen, wenn wir die Patienten nach ihrer eigenen Einschätzung fragen, was ihnen fehlt und warum sie meinen, dass sie krank sind. Ich frage jeden Patienten schon im Erstgespräch genau diese Frage. Und es ist bemerkenswert, wie zielsicher die Patienten in ihrer Wahrnehmung und Beschreibung der Situation sind.

Sowohl diagnostisch als auch präventiv hilft die Selbstwahrnehmung der eigenen Bedürfnisse. Welche Bedürfnisse habe ich für meinen Leib, mein Gefühlsleben und meine Psyche? Welche für meinen Intellekt und mein Seelenleben? Und wenn ich meine Bedürfnisse wahrnehmen kann, sorge ich auch für sie oder vernachlässige ich eine Ebene meiner selbst? Eine groß angelegte Studie von *Grossarth-Maticek* 1999 hat bei 35.000 Probanden die subjektive und objektive Gesundheit über 20 Jahre lang untersucht und herausgefunden, dass, wenn nur einer von vier Bereichen, der Körper, die Psyche, das soziale Leben oder die Spiritualität, im Leben der Menschen vernachlässigt wird, 50 Prozent der Untersuchten mit einer deutlichen Gesundheitsverschlechterung reagierten.[10]

Die Stärkung der Selbstheilungskräfte ist auch eng mit der Frage nach den eigenen Kraftquellen verbunden. Jeder Mensch, auch wenn er noch so erschöpft und am Ende sein mag, hat Ressourcen, auf die er zurückgreifen kann. Hier sind wertvolle Fragen: Was hilft mir in der Situation? Was macht mir Freude? Was gibt mir Sinn? Diese Fragen müssen wir uns vorbehaltlos erlauben, um die Ressourcen wirklich zu entdecken.

Die Selbstheilungskräfte werden ebenso unterstützt und frei, wenn wir den Patienten helfen können, ein anderes Verständnis von ihrer Erkrankung zu gewinnen. Wenn sie ein Bewusstsein dafür entwickeln, dass Krankheit nicht ein statisches Urteil, das für immer über sie verhängt wurde, ist, sondern dass Krankheit wie auch Gesundheit einen fließenden Prozess darstellen, in dem potentiell alles möglich ist. Ich versuche mit ihnen auf ein inneres Bild hinzuarbeiten, das schlicht heißt: Was gekommen ist, kann potentiell auch wieder gehen.

Heilsam wirkt sich aus, wenn die Krankheit von den Patienten und Patientinnen nicht ausgegrenzt wird und die Identifikation mit ihr beendet werden kann.

---

[10] Grossarth-Maticek, R.: Systemische Epidemiologie und präventive Verhaltensmedizin chronischer Erkrankungen, de Gruyter, 1999

Viele Menschen wie auch die Medizin selbst betrachten ihre Krankheit als ein eher außerhalb von ihnen befindliches Objekt, das sie zum Arzt tragen können, der es ihnen dann abnehmen soll. Dass die Krankheit mit ihnen als Patient selbst etwas zu tun hat, vielleicht ihre Lebensumstände und Lebensweise reflektiert – nicht im Sinne einer Schuldzuweisung, sondern im Sinne, dass Krankheit nicht vom Leben zu trennen ist, sie ein Teil des Lebens ist und auch als solcher anerkannt werden will – ist ein Schritt in Richtung Selbstkompetenz und Übernahme von Verantwortung für das eigene Leben.

Dabei gilt es, sich nicht mit der Krankheit zu identifizieren. Es gibt Erkrankungen mit so starken Schmerzen oder Beschwerden, dass sie förmlich das Leben der Betroffenen ausfüllen. Dann wird das ganze Leben als schmerzhaft und schwer erlebt. Nichts anderes bleibt mehr übrig. Dann bin *ich* der Schmerz oder die Beschwerden. Hier wird es nötig, ein Bewusstsein dafür zu schaffen, dass die Schmerzen nicht „Ich" sind, sondern dass es jenseits der Krankheit auch noch ein Leben gibt. Dass es außer der Krankheit noch Freude, Hoffnung, Liebe, Beziehungen, Interessen, ja Lebendigkeit gibt. An der tiefsten Stelle der Erfahrung kann es heißen, dass mein Leib, meine Psyche oder mein Verstand krank sind und nicht mehr so recht funktionieren, aber mein innerstes Selbst bleibt davon unbetroffen. Mein Kern, die Essenz meines Lebens ist und bleibt heil.

Frieden schließen gehört zum Heilungsprozess.

Zum einen geht es um den Frieden mit mir selbst. Heilung kann nicht eintreten, wenn es unfriedlich in mir ist. Und Frieden schließen heißt, auf einer tiefen Ebene ja zu sagen, zu dem, was ist. Ja zu meinen Verhältnissen und Umständen und, was meist schwieriger ist, ja zu mir selbst zu sagen. Es geht darum, mich so anzunehmen, wie ich bin, nicht danach zu streben, anders zu werden. Licht und Schatten in mir machen ein Ganzes. Verurteile ich meine Schattenseiten und bleibe unversöhnt mit ihnen, dann grenze ich einen Teil meiner selbst permanent aus. Ich kann keinen Frieden in mir finden.

Das heißt nicht, dem eigenen Schatten hinterher zu laufen oder ihn zu kultivieren. Keinesfalls. Es geht darum, auch die ungeliebten und weniger geschätzten Aspekte in mir als Teil von mir zu umarmen, in meine Liebe zu nehmen. So kommen sie ans Licht, und ihre schattenhafte Energie wandelt sich in der wärmenden Sonne meiner Liebe. Frieden schließen bedeutet auch, mein Leben, so wie es geworden ist, mit all seinen Höhen und Tiefen anzunehmen. Das heißt auch Aussöhnung zumindest auf einer inneren Ebene mit den Menschen meines Lebens, Schuldzuweisungen zurückzunehmen, Ressentiments zurückzulassen und eigene Verletzungen zu überwinden. Wenn ich meine Vergangenheit annehmen kann, dann ist Frieden in der Gegenwart und in der Zukunft.

Ich hatte eine Schmerzpatientin, die über 10 Jahre lang schwer gelitten hatte, die bei vielen Ärzten und Heilpraktikern alles Mögliche versucht hatte, ihre Schmerzen loszuwerden. Sie hatte ein schweres Leben, haderte viel mit ihrem Leben, ihrem Elternhaus, ihrer Ehe usw. Sie kam von weit her und ich akupunktierte sie jede Woche. Wir berührten natürlich das Thema Aussöhnung und Frieden finden. Eines Tages nahm sie ein Buch, „Die heimlichen Kapellen"[11], das meine Frau geschrieben hat, mit auf ihre Bahnfahrt nach Hause. Sie kam beim Lesen in einen meditativen Zustand und sah sich bei der Dorfkapelle ihrer Kindheit. Sie wusste, dass sie bereit war, dort noch einmal hinzugehen, was sie auch noch in derselben Woche tat. Sie machte dort eine tiefe Erfahrung und fühlte sich plötzlich frei von ihren Ressentiments und Vorhaltungen ihren Eltern gegenüber. Sie fühlte plötzlich Versöhnung und damit einhergehend das erste Mal seit Jahrzehnten tiefen Frieden in sich. Ich habe sie noch einige Male akupunktiert. Die Schmerzen waren gegangen und sind es noch.

Frieden mit sich selbst schließen beinhaltet auch Frieden mit der Krankheit schließen. Zum einen geben wir dem Heilungsprozess durch unsere innere Haltung, durch die Förderung unserer Selbstheilungskräfte und durch die Hilfe der Medizin jede nur mögliche Chance. Wenn aber die Krankheit bleibt – und das kommt oft vor –, dann gilt es, sie ebenfalls anzunehmen. Irgendwann in einem Krankheitsverlauf wird es sinnvoll und notwendig, den Kampf gegen die Krankheit zu beenden, denn Kampf ist immer auch erschöpfende Kraftanstrengung. Dann wird es wichtiger, die Energie von äußeren Heilanstrengungen abzuziehen und den Fokus ganz auf den inneren Heiler zu richten. In dieser Haltung können wir unsere Kraft dafür einsetzen, mit der Krankheit – nicht gegen sie – wieder in Fülle leben zu lernen.

---

[11] Anna Platsch: Die heimlichen Kapellen, Book an Demand, Norderstedt, 2001

Essentiell für einen Heilungsprozess ist es auch, mehr und mehr in der Gegenwart zu leben.

Auf das reale Leiden – ob leiblich oder psychisch – setzt sich sehr erschwerend in der Regel das Leiden, das an die Vergangenheit oder an die Zukunft gekoppelt erlebt wird. Die Erfahrung der Schwere der Krankheit in der Vergangenheit legt sich wie ein dicker Schleier auf unser Gemüt. Die Schwere des vergangenen Leidens addiert sich zu der der Gegenwart. Aber auch die Projektion der Krankheit und des Leidens in die Zukunft ist bedrückend. Wie viele Ängste gehen einem kranken Menschen, v.a. auch einem todkranken Menschen, durch Kopf und Herz? Die Erwartung von Schmerz, Einschränkung, Siechtum und tödlichem Ende nimmt das eventuell Zukünftige vorweg und bringt seine ganze Schwere in die Gegenwart. Es realisiert sich jetzt, was möglicherweise nie eintreten würde.

Verknotet sich unser Bewusstsein zu stark im Vergangenen oder im Zukünftigen, dann können Übungen der Gegenwärtigkeit hilfreich sein. Dazu gehört das Einüben bewussten Handelns, z.B. bewusst die Zähne zu putzen, zu essen oder zu arbeiten, ohne dass die Gedanken von dem, was ich gerade tue, abschweifen. Es gibt hier viele Möglichkeiten, wie die bewusste Leibeswahrnehmung, die Wahrnehmung des Atems, die Affirmation, die Meditation oder das Gebet.

Viele Überlagerungen fallen auch von uns ab, wenn wir beginnen, uns auf das, was wesentlich ist, zu besinnen.

Gerade war ein Patient bei mir, der sich immer wieder depressiv und unzufrieden mit seinem Leben fühlt. Er ist unglücklich in seiner Ehe, arbeitet extrem viel, hat das Gefühl, kaum eigenen Raum zu haben, fühlt sich als Verdiener der Familie ausgenutzt und ausgesogen. Er plagt sich mit den Fehlern seiner Vergangenheit und findet auch keinen gangbaren Weg für die Zukunft.

Nur in den wenigen Momenten, in denen er einmal allein auf die Berge gehen kann, ist er glücklich. Er fühlt sich dort dem Sinn seines Lebens näher, den er einer irgendwie jenseitigen, für ihn nicht erreichbaren Spiritualität zuordnet. Ich fragte ihn, was denn für ihn in diesem ganzen Dilemma das Wesentliche in seinem Leben sei. Wenn er am Ende seines Lebens stünde, was wollte er wohl erreicht haben? Seine spontane Antwort war: „Ich will der sein, der ich bin." Ihm wurde deutlich, dass er sich ein authentisches Leben wünscht. Ein Leben, das er nicht mehr als fremdbestimmt erleben muss, ein Leben, in dem er in sich erforscht, was auf einer tieferen Ebene für ihn stimmig ist. Und es war klar, dass es nicht um die Durchsetzung egozentrischer Interessen gegenüber seiner Familie oder seiner Arbeit geht, sondern mehr darum, genauer mit sich zu sein, auf sich zu hören, und mehr und mehr er selbst zu sein.

Im diesem Moment erkannte er, dass seine spirituelle Sehnsucht ihr Ziel nicht irgendwo draußen hat, sondern dass er selbst es ist, wonach er Sehnsucht hat, dass seine Seele sich selbst als Teil des Ozeans entdecken will und dass diese Authentizität ins Leben gebracht werden möchte.

Als der Fokus auf das Wesentliche fallen konnte, fielen auch die ganzen anderen Nebenschauplätze seiner Befindlichkeit ab.

Liebe ist ein heilendes Bewusstseinsfeld.

Liebe kreiert ein heilendes Feld. Liebe ist Energie in unserem Bewusstseinsfeld und wirkt auf das Bewusstsein des und der anderen. Liebevolle Zuwendung ist Balsam auf den Wunden der Verletzungen von Leib und Seele. Liebe wirkt aus der Ebene der Seele, die in freier Verbindung mit dem ozeanischen Bewusstsein der Einheit in der Vielfalt ist, im Bewusstsein, dass auch die Eisberge nur der eine Ozean sind, dass die Welle das Meer selbst ist.

Liebe nährt unsere Seele, unser Selbst jenseits unserer egoistischen Bedürftigkeit. Liebe transformiert und gibt der Evolution unseres Lebens Raum. Die Heilsgeschichten der Religionen, wie die Wunderheilungen Christi, sind Geschichten der heilenden Liebe. Das Wort Heiland kommt nicht von ungefähr.

Liebe ist dabei nicht sentimental oder romantisch zu verstehen. Es geht nicht um den Aspekt, Liebe haben zu wollen. Es geht nicht darum, dass Liebe alles zudeckt, schönt und bemäntelt. Nein, Liebe meint eine fundamentale Kraft, die aus sich selbst heraus existiert, die gleichbedeutend mit dem Leben ist, die Ursprung und Bewegung des Lebens ist, die das Leben selbst ist, die ist. Wir selbst sind reine Liebe. In dieser Liebe erscheinen fundamentaler Respekt und fundamentale Annahme. Diese Liebe ist reine Energie und kann aus der Haltung der Liebe auch nein sagen, wenn ein Nein nötig ist. Liebe ist eine Lebenskraft, die Seele und Leib fördert und stärkt, die uns im Fluss des Lebens hält, die uns jedes Hindernis passieren lässt.

Liebe wirkt im Großen wie im Kleinen. Liebe ist Heilkraft. In der Begegnung mit unseren Patienten und Patientinnen können wir versuchen, das Beste aus ihnen herauszulieben, ihre besten Seiten zu fördern und zu kultivieren. Wir fragen sie, was sie erhoffen und erstreben, und gehen auf ihre besten Seiten ein. So ändert sich ihr oft beschädigtes Selbstbild. Sie beginnen, wieder an sich zu glauben, ihre Ressourcen wachsen und der Heilungsprozess kann im heilenden Feld der Liebe vonstatten gehen.

Liebe ist die stärkste Kraft im Universum, Liebe kann alles verändern, sie kann Blockaden und Hindernisse lösen und den Weg nach vorn ins Leben freimachen. *„Die erste Wirkung der Liebe ist das Schmelzen"*, sagt *Thomas von Aquin*. Liebe schmilzt selbstauferlegte Verbote und Konditionierungen, sie macht uns frei und weit. Sie wirkt nicht nur in uns, sie liebt auch die anderen, ohne sie zu fesseln. Selbst wenn der Zustand von Krankheit fortdauern sollte, wie sollte man da nicht auf einer tieferen Ebene heil werden?

Der heilende Bewusstseinsraum

Dass der Mensch in seinem Wesen stets heil und unversehrt ist, öffnet in ein tieferes Verstehen des Menschseins und in ein erweitertes Heilverständnis.

Alles was ich bisher gesagt habe und was ich auch im Folgenden sage, gilt nicht nur für unsere Patienten und Patientinnen, sondern auch für uns selbst. Im heilenden Feld durchdringen sich unsere Bewusstseinsfelder miteinander. Wir hören nicht an der Begrenzung unserer Körper auf. Nur so ist zu verstehen, wie unser Bewusstsein, unsere innere Haltung und unsere liebende Anteilnahme und Annahme den Heilprozess auf den Weg bringen.

Wir alle sind untrennbarer Teil des universellen Bewusstseins. In diesem Raum, wenn man so sagen darf, sind wir alle miteinander verbunden, und aus diesem Raum heraus schwingt auch jede Form von Heilkraft. Auf der Ebene des Universums gibt es nicht die Frage von gesund und krank, dort gibt es nicht richtig und falsch, gut und böse, schön und hässlich. Auf dieser Ebene, der wir in einem tieferen Sinn angehören und die wir selbst sind, existiert schlicht nur das, was ist. Alles ist möglich. Da das Universum sich in mir spiegelt, ich nicht getrennt von ihm existiere, ist auch in jedem Menschen alles enthalten. Alles im Menschen ist möglich - wenn sich auch nicht alles im Menschen realisiert. So gesehen geschieht Heilung in mir, in diesem von Liebe durchfluteten Raum, der keinen Ort und keine Zeit kennt. Krankheit kann bisweilen ein Tor sein zu dieser umfassenden Erfahrung meines Selbst, dieser Erfahrung von Ganzheit und Unversehrtheit. Krankheit kann das Selbstbild verändern, indem wir unser authentisches Selbst, unser einfaches Sein erkennen. Krankheit öffnet uns für uns selbst, für den Mitmenschen, für die Menschheit und letztlich für das ganze Universum.

Aus dieser Quelle fließt auch die ärztliche und therapeutische Wirkung, die jeden Heilprozess bewirkt, Heilung, die nicht durch uns als Person, wohl aber durch uns hindurch als Instrumente eines großen Orchesters strömt. Wenn wir uns als Behandler und Behandlerinnen diesem Heilraum öffnen, dann werden wir zu Transmittern für die heilende Energie, die in diesem Raum wirksam wird. So wie heilende Energie als Bewusstseinsstrom jenseits unseres handwerklichen oder verstandesmäßigen Tuns ihren eigenen Weg sucht und wirkt, so sind wir auch diesem Bewusstseinsstrom im Sinne einer inneren Führung angeschlossen.

Aus diesem leeren Raum heraus gibt es ein Wissen, das wir mit dem Verstandesbewusstsein nicht erklären können. Etwas in mir weiß plötzlich, was zu tun ist, was ich dem Patienten oder der Patientin mitzuteilen habe, oder ob ich vielleicht gar nicht äußerlich sichtbar tätig werde. Ich weiß, ob ich jetzt schneide, ein Medikament verordne, eine Akupunkturnadel steche oder ob ich meine Hände nur auf eine verletzte, bedürftige Stelle des Körpers lege.

Und in diesem „Ich weiß" wird mir mehr und mehr bewusst, *dass ich nicht weiß*. Ich beobachte mehr und mehr, was geschieht, dass ein Heilprozess geschieht. Aber die Vorstellung, ich wüsste, was geschieht, verblasst immer mehr und gibt mir zu verstehen, dass alles nur ein Modell ist, dass ich im Grunde nichts verstehe, und dass es im Grunde wohl auch nichts zu verstehen gibt.

Alles, was noch relevant ist, ist, dass ich meinen Fokus auf den innersten Heilkern richte und erfahre, dass aus dieser Kraft letztendlich Heilung geschieht, dass es geschieht. Und indem ich mich dieser Aufgabe überantworte – und Aufgabe heißt Auf-gabe, Aufgeben – weiß ich, dass ich nichts weiß, weiß ich, dass es nichts zu wissen gibt. Und genau darin erfahre ich eine Dimension des Lebens, die weit über mich selbst hinausreicht. Ich erfahre etwas von dem, was ich in Essenz bin.

Fragen an Klaus-Dieter Platsch

Für mich ist einer der Aspekte, warum es so schwierig ist, Heilung zu definieren und überhaupt mit dem Begriff Heilung umzugehen, der, dass wir als Mediziner von Anfang an auf den Irrweg der Krankheit geschickt werden. Wir lernen vom ersten Semester an, was Krankheit ist; dann lernen wir, wie wir sie zu behandeln haben. Über den kranken Menschen haben wir zwar auch irgendwelche Informationen, aber eigentlich verstellt die Krankheit, die eine so große Rolle spielt, uns immer wieder den Blick darauf, dass die Krankheit ein Konstrukt ist und dass es letztendlich nur den kranken Menschen gibt. Es ist so schwer, vom Blickwinkel der Krankheit loszukommen und sich stattdessen mehr auf den kranken Menschen auszurichten, den wir dann auch lieben und mit dem wir umgehen können.

In der modernen Medizin benutzen wir den Begriff der *Nosologie* als Begriff der Krankheitslehre. *Nosologie* kommt vom altgriechischen „*nosos*", was nicht Krankheit heißt, sondern Ungleichgewicht. Diese Bedeutung impliziert ein fundamental anderes Krankheitsverständnis, nämlich dass Krankheit Ausdruck eines gestörten Fließgleichgewichts ist.

Wenn wir von einem Ungleichgewicht ausgehen, bekommen wir eine völlig andere Sichtweise vom Heilungsprozess, weil wir dann überhaupt erst die Sichtweise einer Entwicklung, eines Prozesses bekommen. So wie der Begriff der Nosologie jetzt in der westlichen Welt etabliert ist und benutzt wird, ist er zu einem statischen Begriff geworden und nicht mehr prozesshaft. Das ist das Dilemma, denn in der statischen Auslegung legen wir den Menschen fest: Er *ist* krank – und bei chronischer oder vital bedrohlicher Krankheit bleibt er oder sie es auch. Damit geben wir den kranken Menschen wenig Chancen auf Veränderung ihres Krankheitszustandes.

Wenn wir aber den Begriff der Nosologie in seiner ursprünglichen Bedeutung nehmen, dann ist das für mich absolut modern, denn damit haben wir eine Krankheitslehre, in der es darum geht, Gleichgewichte wieder neu zu definieren und herzustellen. Und genau daraus ergeben sich erweiterte Möglichkeiten und auch andere Chancen auf Heilung für die Patienten und Patientinnen.

Nachdem ich nach jahrzehntelanger Praxistätigkeit nun etwas die Narrenfreiheit des Schnupperns in Grenzgebieten genieße, ist mir alles, was Sie gesagt haben, sehr aus dem Herzen gesprochen. Was mir jetzt wichtig ist: Wie kommen wir mit all dem, was Sie benannt haben, in die Breite der Praxen und der Heilberufe?

Dazu habe ich zwei Fragen bzw. Anliegen: Erstens: Es gab in den letzten zwei Jahren zwei große Tagungen unter dem Vorsitz des Dalai Lama; *die eine in München im Bayerischen Hof als ein Dialog zwischen modernster Naturwissenschaft und Spiritualität bzw. Buddhismus und den Sichtweisen der alten Medizinformen. Dann gab es eine zweite unter dem Vorsitz des* Dalai Lama *mit Michael von Brück, zu der man viele Menschen aus den Heilberufen eingeladen hatte, Hebammen, Krankenschwestern etc. Dort ging es unter anderem darum, wie man möglichst viele am Heil des Menschen Interessierte*

*oder Tätige ansprechen und interessieren könnte, um
das in die Berufe und auch in die Praxen zu den Patienten zu bringen. Auf dieser Tagung wurde ein
Netzwerk gegründet. Es geht darum, quer durch
Deutschland etwas von dem zu vernetzen, was Sie
gesagt haben. Dazu wollte ich fragen: Inwieweit
hängen wir hier mit drin in diesen Plänen? Oder sind
wir eine Gruppe jenseits der Impulse dieser Tagungen? Gibt es vielleicht die Möglichkeit einer Zusam-
menarbeit dieser Tagung in diesem Netzwerk?*

*Das zweite ist: Auf den Basler Psi-Tagen, an
denen ich seit einigen Jahren teilnehme, findet eine
Auseinandersetzung zwischen Naturwissenschaft und
heilerischer Naturbegabung auf sehr hohem Niveau
statt. An der Universität Freiburg archiviert Profes-
sor* Bender *alles, was mit Parapsychologie zu tun
hat. In Basel setzt man sich wirklich mit diesen Fragen auseinander, wie z.B. mit den heilerfahrenen
Müttern und Frauen auf dem Land. Ebenso wie es
eine musikalische Begabung gibt, gibt es auch eine
Heilkunstbegabung. Darüber habe ich sehr viel in
Basel erfahren können, und auch da wäre mir der
Austausch mit dem Publikum hier sehr wichtig.*

Vielleicht beginne ich mit dem zweiten. Ich
möchte zu dem Thema nur ganz kurz etwas sagen.

Bei dem, worüber ich vorhin im Vortrag gesprochen habe, geht es nicht um Heilerbegabung. Es geht
nicht um die Heilkräfte, die jemand hat. Es geht auch
nicht darum, dass wir Heilkräfte entwickeln oder
dass wir hellsichtig werden müssen oder dass wir
durch Handauflegen heilen etc. Es gibt Menschen,
die diese Begabungen haben. Ich denke, nicht wenige
Menschen haben eine solche natürliche Begabung,

die oft nicht bewusst ist, aber entwickelt werden kann. Dies ist alles möglich.

Aber das ist nicht das, was ich mit ganzheitlichem Verständnis meine. Das ist eine andere Ebene. Was ich mit ganzheitlichem Verständnis meine – oder mit „aus dem Ganzen heraus zu arbeiten" – ist mehr eine Frage dessen, womit ich mich als heilende Person identifiziere, aus welcher Quelle heraus ich diese Arbeit gestalte, aus welchem Sein heraus. Jeder und jede hat einen Zugang dazu, hat die Möglichkeit dazu. Nicht jeder hat eine heilende Begabung oder eine Hellsichtigkeit. Aber die Fähigkeit oder die Möglichkeit, sich in einem Sein zu erfahren, das aufgeht in einem größeren Ganzen, ist eigentlich einem jeden möglich. Und in dieser Art von Ganzheitlichkeit kann auch jeder und jede, die danach streben, arbeiten.

Damit komme ich zum ersten Teil der Frage: Es geschieht! Ob Sie es wollen oder nicht: Diese Vernetzung geschieht im Augenblick. Es gibt viele Tagungen in diesen Zeiten, z.B. die Tagungen, die Sie erwähnt haben, oder die Tagungen hier oder die in Bad Kissingen in der Klinik Heiligenfeld, wo Menschen zusammenkommen, die diese Arbeit tun. Es gibt Arbeitsgruppen für integrale Medizin, wie zum Beispiel die *Ken-Wilber*-Gruppen, und vieles mehr.

Der entscheidende Punkt für mich ist nicht so sehr, wie viele Aktivitäten wir im Äußeren entfalten, sondern was sich auf einer Bewusstseinsebene entwickelt. Das ist wie eine Ansteckungskrankheit – etwa so, wie wenn einmal im Bewusstseinsfeld irgendwo ein Licht gesetzt wird, und dann kommt ein zweites

Licht hinzu, und noch ein drittes und ein viertes und ein zehntes und ein hundertstes. Wir leben in einer Welt, die sich entwickelt. Die Welt ist in einem evolutiven Prozess, und da gibt es keinen Weg zurück. Sie müssen sich keine Gedanken und Sorgen darüber machen, dass es nicht geschieht.

Natürlich ist die Materie schwer – auch unsere materiell und materialistisch ausgerichtete Medizin, die wir alle mal gelernt haben, ist sehr träge. Das war sie schon immer. Als im späten Mittelalter schon längst das neue *Descart*'sche Zeitalter angebrochen war, da verharrte die Medizin noch jahrhundertelang lang in alten abergläubischen Vorstellungen. Die Schulmedizin ist eine träge Masse, aber das muss uns gar nicht irritieren.

Das geht nicht gegen die Schulmedizin, denn wir brauchen natürlich auch eine Medizin, die mit der Struktur umgehen kann. Nur brauchen wir auch Ärzte und Ärztinnen, Therapeuten und Heilberufler, die wissen, dass wenn die Ebene der Struktur gefragt ist, auch die Struktur zu behandeln ist. Und wenn etwas auf einer nicht-struktuellen Ebene betroffen ist, auch andere Möglichkeiten bestehen. Zu diesem Wissen und dieser Erkenntnis kommen wir, indem wir anderen Menschen, die darin erfahren sind, begegnen, wir uns belesen, wir auf entsprechende Tagungen gehen usw. Das ist das eine.

Dann ist da noch ein weiterer Aspekt: Dieses allein nur zu wissen, reicht nicht. Wir können auf hundert Kongresse gehen, wir können das alles gehört haben, das alles wissen – und es bleibt im realen Alltag nicht viel übrig. Dann haben wir zwar etwas im Kopf, das wir wissen. Aber es ist nicht im Herzen angekommen, nicht integriert. Es muss auch ins Blut gehen. Da braucht es auch die Verbindung mit unserem Herzen und unserer Leidenschaft, wir dürfen da nicht nur auf der Ebene der rationalen Medizin stehen bleiben. Die Medizin ist nur ein Aspekt vom Ganzen. In diesem Prozess verändert sich grundsätzlich unser Weltbild, unsere Sichtweise, wie wir die Welt, das Universum und das Leben erleben. Und damit ändert sich natürlich auch auf einer tieferen Erkenntnisebene unsere Sichtweise, was die Medizin angeht.

Aber niemand muss sich darum sorgen, denn es geschieht. Es ist auf dem Weg, mehr und mehr, und niemand wird das verhindern können. Eine neue Blüte davon, über die ich morgen berichten werde, ist unser Projekt einer Klinik ganzheitlichen Heilens. Eine Gruppe von engagierten Menschen ist dabei, einen Ort ganzheitlichen Heilens zu gründen. Auch das ist ein Glitzersteinchen im ganzen Bewusstseinsfeld, und davon wird es immer mehr geben.

Der Satz „Heilung ist grundsätzlich immer möglich" hat Verschiedenes in mir ausgelöst. Zum einen ist da eine große Hoffnung, ein Perspektivenwandel. Zum anderen habe ich aber einen großen Druck gespürt, den ich auch bei Patienten schon öfter erlebt habe. Ich habe einige Zeit in der Onkologie gearbeitet und hatte dort oft auch Patienten, die Versagensgefühle entwickelten, es nicht geschafft zu haben. Sie sagten vorhin ja auch, irgendwann komme der Punkt, wo man aufhört zu kämpfen und beginnt es anzunehmen. Das, finde ich, ist ein schwieriger Übergang.

Wie macht man das? Wie lange geht man auf dieser Schiene „Ich glaube grundsätzlich an die Heilung", und wann nimmt man die letale Krankheit an? Da empfinde ich eine große Spannung.

Die Stelle, wo Sie unter Druck geraten und sich anstrengen, ist da, wo Sie etwas bewirken wollen. Nehmen Sie das Zitat von *Franz von Assisi: „Tu erst das Notwendige, dann das Mögliche, dann schaffst du das Unmögliche."* Wenn das kleine Ich das Unmögliche schaffen will, dann wird es nur noch eine Katastrophe. Sie können eigentlich nur mit dem inneren Bild und mit der inneren Haltung arbeiten, dass natürlich alles möglich ist. Sie wissen, dass potentiell alles möglich ist, aber sich nicht alles realisiert, was möglich ist. Wenn jemand eine schwere Krankheit hat, dann kann es auch sein, dass er daran stirbt oder dass er weiterhin daran leidet. Schwer wird es, wenn Sie es anders machen wollen.

Was aber hilft – und das ist auch, denke ich, die Hoffnung, die Sie empfinden – was hilft, ist, dass Sie ein anderes Bild von diesem Menschen und auch von dem, worunter er leidet, entwickeln. Dieses Bild überträgt sich auf diesen Menschen, und auch das wird ihm helfen. Sie stehen daneben und beobachten, was geschieht. Sie geben alles, was Sie therapeutisch machen können. Sie tun alles, was in Ihrer professionellen Möglichkeit steht. Und dabei beobachten Sie, was geschieht. Und nicht so selten werden Sie sehen, dass Etliches, von dem Sie vermutet haben, dass sich da nichts mehr verbessern kann, auch wieder rückläufig, ja auch reversibel ist. Dass Sie mich nicht falsch verstehen: Ich behaupte nicht, dass jeder Krebs reversibel ist. Wahrscheinlich sind es die meisten nicht; aber es gibt einige, die sich wieder rückbilden. Damit vermitteln Sie dem betroffenen Menschen etwas anderes, das in sein Bewusstseinsfeld eintritt. In diesem Bewusstseinsfeld kann etwas wieder neu steuernd auf den kranken Organismus eingreifen. Und man erlebt unter Umständen Dinge, die man vorher eigentlich nicht für möglich gehalten hat.

Sie fragen: Wie erkenne ich den Wendepunkt, an dem der Kampf gegen die Krankheit aufgegeben werden muss und wir uns gemeinsam mit dem Patienten oder der Patientin auf den unausweichlichen Tod vorbereiten müssen? Ich würde sagen: Es heraushören. Ich würde versuchen herauszuhören, was für den Patienten ansteht. Er sagt es uns in der Regel mehr oder weniger direkt oder indirekt von selbst. Vielleicht fragt er oder sie Sie ja dann auch nach Ihrer Meinung. Wann der Punkt gekommen ist zu sagen: „Okay, jetzt werden wir alle invasiven Behandlungen abbrechen. Sie sparen jetzt Ihre Kräfte für das Leben, das Sie jetzt im Augenblick leben", das ist sehr individuell. Das werden Sie in der jeweiligen Situation herausfinden. Da gibt es keine Regel.

Wenn ich Krankheit wie z.B. die chinesische Medizin als Ungleichgewicht bezeichne und Krankheit an sich erst manifest wird, wenn man ihr einen Namen gibt, dann frage ich mich: Ist Krankheit bzw. Krankwerden nicht eigentlich dadurch, dass es überhaupt dazu kommt, an sich der Schritt ins Heilen? Wenn ein Ungleichgewicht der Ausgangspunkt ist, führt doch gerade die Krankheit wieder ins Gleich-

gewicht. Wir betrachten die Krankheit nur als Krankheit, weil wir sie als solche bewerten. Das große Problem besteht doch darin, dass das, was wir als Krankheit betiteln, etwas ist, was so nicht richtig ist. Vielleicht geht es genau um das: Dass der Arzt oder Therapeut überhaupt anerkennen kann, dass eine Krankheit bestehen darf, denn sie kann genau das Thema sein, einen weiteren Schritt für die eigene Entwicklung zu gehen. Vielleicht wäre das ja gar nicht möglich ohne die Krankheit. Vielleicht gäbe es ohne den Prozess der Krankheit auch keine Evolution. Verstehe ich das so richtig?

Ich weiß nicht, ob das so richtig ist. Ich weiß auch nicht, wozu Krankheit da ist. Ich habe nicht die Vorstellung, dass Krankheit unbedingt nötig ist, damit wir uns entwickeln. Aber Krankheit kann die Ursache, ein Anlass dafür sein, sich zu entwickeln. Ich glaube nicht, dass da eine zwangsläufige Kausalität besteht. Aber Krankheit oder ein Ungleichgewicht wird in der Regel der Anlass sein, die Harmonie wieder herzustellen. Ich würde es nur nicht teleologisch sehen, dass es das Ziel von Ungleichgewicht wäre, eine Entwicklung zu bewirken.

Ungleichgewicht entsteht. Wenn Ihnen etwas zuwider ist und Sie sich ärgern, weil Ihnen etwas nicht passt, dann werden Sie ärgerlich, wütend. Dann haben Sie die Möglichkeit, darauf zu reagieren. In diesem Fall äußert sich das Ungleichgewicht im Ärger, der äußerlich sichtbar ist. Sie haben jetzt diesen Ärger sozusagen als ein Instrument, um das, was ihn ausgelöst hat, wieder ins Gleichgewicht zu bringen. Also das, was nicht passt, wieder stimmig zu machen. In diesem Sinne ist jede Art von Ungleichgewicht, ob es emotional ist oder sich in der Struktur einer Krankheit verfestigt hat, immer ein Anlass, einen neuen Weg zu suchen.

Der entscheidende Punkt ist, dass das Ganze nach vorne offen ist, dass da immer ein Entwicklungsprozess möglich ist. Und da ist natürlich der Begriff des Ungleichgewichts besser geeignet als ein statischer Krankheitsbegriff, weil wir dann eine Entwicklung vor uns haben.

Aber welche Entwicklung es nimmt, das muss man immer sehen. Ich versuche auch, keine Idee in mir zu tragen, wie sich jemand entwickeln soll. Das ist in jedem Menschen frei. Wir werden uns in der einen oder anderen Weise unser ganzes Leben lang entwickeln. Ich weiß auch nicht, welche Stufen jemand erreichen muss, ich habe keine Ahnung von den Stufen. Was gibt es überhaupt zu erreichen? Ist das nicht eine Illusion? Das einzige, was ich vermute, ist: Vielleicht der zu werden, der man in Wirklichkeit ist.

Mein Verstand hakt dann aber daran, wozu das eigentlich alles da ist. Sie beschreiben, aus dem Dao, dem Ganzen, entsteht die Polarität von Yin und Yang. Wenn wir in dieser Polarität leben, dann muss es Krankheit geben, genauso wie es Gesundheit gibt. Dann muss es Krieg geben genauso wie Frieden. Solange wir in der Polarität sind, muss dieser Prozess auch wechseln, der Prozess der Wandlung wird immer da sein. Dann muss man sich auch einmal fragen: Warum ist denn das alles überhaupt da?

Das ist das Wesen der Dualität. Gesundheit setzt Krankheit voraus und Krankheit setzt Gesundheit voraus, so wie der Tag die Nacht voraussetzt und umgekehrt.

Das Problem, um das es hier eigentlich geht, ist, dass wir Gesundheit lieber haben als Krankheit, dass wir Gleichgewicht lieber haben als Ungleichgewicht. Das Problem ist, dass wir werten. Das eine ist uns lieber als das andere. Ich würde sagen, fast alle Menschen ziehen es vor, zu leben als sterben zu müssen. Und trotzdem haben wir Leben und Tod. Wir haben diese Gegensätzlichkeiten, diese Dualität.

Wenn wir leiden – und Leiden ist eine Sache der Dualität und entspricht einem gravierenden Fallen aus dem Gleichgewicht –, dann haben wir die Möglichkeit, dieses Leiden vielleicht dadurch zu beenden, indem wir ein neues Gleichgewicht schaffen. Aber auch wenn dies nicht herstellbar ist, haben wir immer die Möglichkeit, uns auch *mit* allen leidvollen Erfahrungen in der Dualität in unserem tiefsten Sein zu erfahren, das jenseits der Dualität liegt.

Dann leiden wir nicht mehr, wenn wir leiden?

Nein, die Schmerzen werden dann immer noch sein. Der Krebs wird vielleicht immer noch sein. Aber die Identität damit hört auf.

Dieses ganzheitliche Prinzip besteht ja wohl darin, dass wir immer zwischen den Polen die Balance herstellen müssen. Wenn Sie sagen, es entsteht ein Ungleichgewicht, finde ich das wunderbar. Es ist mal stärker und mal schwächer, und wir versuchen immer in die Balance zu kommen. Ich komme aus der Ausbildung der Nowo Balance Therapie. Es geht darum, in Balance zu sein. Wenn ich mal von meinem Seil herunterfalle, auf dem ich balancieren wollte, dann mache ich dabei natürlich neue und andere Erfahrungen.

Ich denke, es ist schon ein Druck da, aus der Krankheit oder aus dem Extremzustand heraus zu neuen Bewusstseinszuständen zu kommen. Dadurch sind Anlässe geschaffen, es ist Motivation da, etwas zu verändern, weil man nicht stagnieren möchte. Ich glaube, keiner möchte stagnieren. Wenn jemand stagniert, dann bemühen sich vielleicht andere, den Karren aus dem Dreck zu ziehen, damit derjenige wieder weiterfahren kann. Auch die Umgebung reagiert ja auf eine Krankheit. Nicht nur ich komme weiter mit meiner Krankheit, sondern auch, wer in meiner Umgebung ist, wird durch meine Krankheit in Bewusstseinsprozesse gelenkt. Daher denke ich, dass die Krankheit selbst ganz wichtig ist.

Was mich jetzt beschäftigt, wenn ich von einem „Ort ganzheitlichen Heilens" höre: Wie soll man sich so etwas vorstellen? Entsteht da nicht eine wahnsinnige Anspruchshaltung? Wenn ich den Anspruch habe, ganzheitlich zu heilen, wie soll ich dabei auf den Patienten eingehen? Was ist denn eigentlich ganzheitliches Heilen? Der Prozess des Erlebens von Krankheit kann für mich ganzheitlich sein. Ich kann auch ganzheitlich krank sein, diese Erfahrung machen, aber dabei muss ich nicht gesund werden.

Natürlich können Sie ganzheitlich krank sein, Sie können auch ganzheitlich gesund sein. Ganzheitlichkeit umfasst alles und schließt nichts aus. Das ist das Wesen von Ganzheitlichkeit. Wenn wir in einen Anspruch kommen, wird es natürlich anstrengend, und diese Anstrengung hat damit zu tun, dass *ich* etwas bewirken will.

Wenn Sie in Ihrer Praxis oder in einer Klinik arbeiten, ganz egal was für Patienten Sie behandeln – z.B. ob Sie mit ihnen sprechen können oder nicht –, besteht immer die Möglichkeit, mit diesen Menschen in einen Kontakt zu treten, wo Sie ihnen „von Herz zu Herz" begegnen. Ich nehme an dieser Stelle die Metapher „Herz", weil es der Ort der Energie ist, die mit Lieben zu tun hat. Das ist kein Anspruch. Man kann das für sich annehmen, man kann es auch lassen. Aber wenn in mir das Bewusstsein existiert, dass dieses Universum, in dem ich lebe, *ein* Universum ist, in dem jedes Ding, jeder Patient, alles, was dort ist, ein Teil des Ganzen ist und auch der Patient und ich selber ein Teil des Ganzen sind – und dass es auf dieser Ebene nicht wirklich eine Trennung gibt zwischen mir und dem Patienten, weil wir alle aus derselben Matrix sind –, dann können wir in dieser heilenden Begegnung mit dem Menschen arbeiten. Heilende Begegnung ist für mich etwas anderes als nur Gesundheit, es hat noch eine andere Qualität. Das ist, was ich mit ganzheitlichem Arbeiten oder Heilen meine.

Es ist jenseits jeglichen Anspruchs, irgendetwas tun zu müssen. Sie tun nach außen hin dieselbe Arbeit wie vorher. Sie haben nicht ein Schild auf der Stirn, auf dem steht: ganzheitlicher Heiler. Das passiert in Ihrem Herzen. Doch das Bemerkenswerte daran ist – diese Erfahrung werden Sie machen: Die Begegnung mit dem Patienten wird plötzlich wirklich zu einer Begegnung und in den Patienten verändert sich etwas. Denn Ihr liebendes Energiefeld, Ihre innere Haltung setzt sich fort im Energiefeld des Patienten. Ob derjenige wieder gesund wird oder nicht, ist eine ganz andere Frage. Dazu tun Sie etwas auf einer anderen Ebene: auf der Ebene der Struktur, der Schulmedizin, der Akupunktur, der Homöopathie, wie auch immer.

Aber die Qualität der Begegnung zwischen Ihnen und dem Patienten, ob Sie nun miteinander reden oder nicht reden, ist eine fundamental andere. Und das löst eine Kraftquelle in dem kranken Menschen aus. Es gibt eine Veränderung, es gibt eine andere Ressource, eine andere Kraft. Und auch in Ihnen kann sich etwas dadurch verändern, dass Sie etwas in sich anders erfahren haben.

Eine Frage nach dem Zusammenhang von Liebe und Ego: Setzt Liebe nicht eigentlich immer ein Stück zeitweiser Zurücknahme des Ego oder dessen Überwindung voraus?

Wir müssen sagen, von welcher Ebene der Liebe wir sprechen. In der Quantenphysik redet man inzwischen ja auch von Lieben. Das finde ich sehr spannend, weil Lieben und die Energie des Kosmos eigentlich nicht zu trennen sind. Sie sind ein und dasselbe, nur eine andere Metapher, ein anderes Wort. Wenn wir die Liebe als eine fundamentale Energie, eine fundamentale Kraft unseres Universums sehen, die die Grundlage unseres Lebens ist, und wir lebendige Organismen einer fundamentalen Liebe sind, dann ist das die eine Ebene. Da gibt es kein Ego, das hat nichts mit dem Ego zu tun.

Wenn wir aber auf der Ebene der Dualität miteinander sprechen und uns in der Begegnung zwischen Arzt und Patient befinden, dann begegnen sich hier zwei Egos. Das Ego kann entweder bewusst oder unbewusst sein. Wenn wir in einer Beziehung zu einem Menschen stehen – zu einem Patienten oder einem Partner, einer Partnerin – dann kann es sein, dass wir meinen zu lieben, aber in Wirklichkeit Liebe wollen. Dass eigentlich das Bedürfnis, geliebt zu werden, hinter den Worten „Ich liebe dich" steht.

Genauso so kann es in der therapeutischen Beziehung sein: dass wir meinen, einen Patienten besonders gut zu behandeln, ihm besonders viel zu geben, sich ganz besonders zu bemühen – aber darunter lauert möglicherweise die Hoffnung auf Bestätigung, dass wir gut waren. Das ist nicht weiter schlimm. Es ist wunderbar, wenn man gut ist, was auch immer „gut sein" heißen mag. Aber vielleicht gelingt es uns in der Beziehung zu einem Menschen, zu Patientinnen oder Patienten, bewusst zu machen, aus welchen Motiven und auf welchem Hintergrund wir die Beziehung eingehen. Ob wir für uns oder den Patienten etwas erreichen wollen. Ob wir Liebe geben wollen oder gerade Anerkennung verlangen.

Wenn uns bewusst wird: Ich will nichts vom anderen, ich will nur „der Schuhlöffel sein", der ihm zu seinem nächsten Schritt verhilft – dann ist das lieben, liebend behandeln.

Es gibt keine Methode.
Es gibt nur Achtsamkeit.

Krishnamurti

Bewusstheit durch Begegnung

Martina Hartkemeyer

Liebe Anwesende –

wesen Sie auch an? Mit dieser Frage soll der Philosoph *Martin Heidegger* einen Vortrag begonnen haben.

Die Frage weist darauf hin, dass nicht immer alles von unserem ganzen Wesen tatsächlich dort anwesend ist, wo sich unser Körper bereits gänzlich befindet. Was ist dieses Wesen, um das es geht?

Neben der Äußerlichkeit, dem sichtbaren Körper, gehört das Innere dazu: Bewusstsein, Geist und Seele?

Welche inneren Gestalten, Teilpersönlichkeiten sind in uns wirksam und sind auch alle, die in uns versammelt sind, tatsächlich anwesend?

Sind verantwortliche Teile vielleicht noch anderweitig beschäftigt? Nicht nur mit der Frage:
- ob die Kaffeemaschine auch abgestellt ist
- der dringende Brief wirklich eingeworfen wurde
- der Anruf für die Terminumlegung beim Zahnarzt noch bis Montag Zeit hat …

Ich möchte mit Ihnen über Bedingungen „bewusster Begegnung" nachdenken. Bewusstheit verwende ich dabei nicht als philosophischen, sondern eher „alltagspraktischen" Begriff. In dem Sinn, dass ich mir darüber klar sein möchte, wie ich Begegnung gestalten möchte und mich dabei nicht leiten lassen will von den Teilen meiner selbst, – dominanten „Teilpersönlichkeiten"[12], „inneren Stimmen"[13] – die mich unbewusst steuern. Es soll keine Begegnung zwischen „Scheingestalten" werden, die anstelle der wesensmäßigen menschlichen Begegnung treten, wie *Martin Buber* – jüdischer Religionsphilosoph (1878 - 1965), Autor von „Ich und Du" und einer der „Väter des Dialogs" – die Gefahr von *Ver*-gegnungen charakterisiert hat.

Leben zwischen Wesen und Bild

Die eigene Authentizität zu entwickeln – zwischen Sein und Schein das Sein zu stärken, ist ein wesentliches Ziel der bewussten Persönlichkeitsentwicklung. Dies bedeutet auch, nicht größer oder besser erscheinen zu wollen als ich bin, mir die Einzwängung in erwartete und teilweise bereits verinnerlichte Rollen zu vergegenwärtigen und den vermeintlichen Ansprüchen anderer nicht zu entsprechen, sofern sie nicht mit meinen eigenen Bedürfnissen, meinem eigenen Wesen übereinstimmen.

Martin Buber unterscheidet idealtypisch zwei Formen menschlichen Daseins: *„Die eine mag als Leben vom Wesen aus, Leben bestimmt von dem, was einer ist, die andere als Leben vom Bilde aus, Leben bestimmt von dem, wie einer erscheinen will, bezeichnet werden."* (S. 177)

---

[12] vgl. Roberto Assagioli, Pierro Ferrucci, Werde, was du bist.
[13] Schulz von Thun, Miteinander reden 3, Das innere Team

Im Allgemeinen treten diese Formen miteinander vermischt auf: *„Es wird wohl wenige Menschen gegeben haben, die völlig unabhängig von dem Eindruck waren, den sie auf andere machten, aber ein ausschließlich davon Geleiteter dürfte kaum zu finden sein."*

Diese Unterschiede wirken sich auf den zwischenmenschlichen Umgang aus. Beispielsweise stehen sich zwei Menschen gegenüber, die jeweils einem der beiden Grundtypen „Leben vom Wesen aus" und „Leben vom Bilde aus" angehören: *„Der Wesensmensch sieht den anderen so an, wie man eben jemand ansieht, mit dem man sich persönlich abgibt; es ist ein 'spontaner', ein 'unbefangener' Blick, er ist zwar selbstverständlich nicht unbeeinflusst von der Absicht, sich dem anderen verständlich zu machen, aber er ist unbeeinflusst von einem Gedanken darüber, welche Vorstellung von der Beschaffenheit des Blickenden er in dem Angeblickten erwecken kann oder soll.*

Anders der Widerpart: Da es ihm um das Bild zu tun ist, das seine Erscheinung ... im andern erzeugt, 'macht' er diesen Blick, ... der als spontane Äußerung wirken soll und oft genug auch wirkt ...

'Mache' ich diesen Blick und mache mir damit ein Bild des anderen, so wird dies Bild wirklicher als die tatsächliche Wirklichkeit des anderen." (S. 179)

Das Ringen um Authentizität ist also zugleich der Versuch, das eigene Wesen so wahrzunehmen und so darzustellen, dass ich mir immer wieder den Schein bewusst mache und ihn als solchen wahrnehme – sowohl in meiner Selbst-Wahrnehmung als auch in der Wahrnehmung anderer. Diese Scheingestalten sind als Erscheinungsbilder bereits in einer Zweierbeziehung vielfach präsent.

Buber (Absätze und Hervorhebungen von der Verfasserin eingefügt):

„Stellen wir uns nun zwei Bildmenschen vor, die beieinander sitzen und miteinander reden – nennen wir sie Peter und Paul *– und zählen wir die Figurationen nach, die dabei im Spiel sind.*

Da sind erst mal der Peter, wie er dem Paul erscheinen will*, und der Paul, wie er dem Peter erscheinen will;*

sodann der Peter, wie er dem Paul wirklich erscheint*, Pauls Bild von Peter also, das gemeiniglich keineswegs mit dem von Peter gewünschten übereinstimmen wird, und vice versa;*

dazu noch Peter wie er sich selbst, und Paul, wie er sich selbst erscheint*;*

zu guter Letzt der leibliche Paul und der leibliche Peter.

Zwei lebende Wesen und sechs gespenstische Scheingestalten, die sich in das Gespräch der beiden mannigfaltig mischen! Wo bliebe da noch Raum für die Echtheit des Zwischenmenschlichen!" (S. 279)

Wenn es *„auf die Echtheit des Zwischenmenschlichen"* ankommt, so heißt das, dass wir zwischen uns und den anderen *„keinen Schein sich einschleichen lasse(n)"*. Das erfordert Bewusstheit für beide Seiten: die Sicht auf mich und auf mein Gegenüber. Es bedeutet, nicht besser erscheinen zu wollen, zu meinen Schwächen und Fehlern zu stehen, mich nicht hinter einem Bild zu verstecken, das ich anderen präsentiere und: in Verbindung zu dem „wahren Selbst" zu treten, zu dem, wie ich gemeint bin, wie „Gott", wie die Schöpfung mich gemeint hat, was in meinem „transpersonalen Selbst" (*Ferrucci*) als Potential aufscheint.

Der Spuk der Scheingestalten, der Peter und Paul umgibt, kann bereits gebannt werden, wenn wir uns die Existenz des Scheins vergegenwärtigen:

> *Buber: „Stellen wir uns einen Peter und einen Paul vor, die es anzuwidern beginnt, die es immer heftiger anwidert, durch Gespenster vertreten zu werden. In jedem von beiden erwacht, erstarkt der Wille, als dieser Seiende und nicht anders bestätigt zu werden."*

Du sollst dir kein Bildnis machen!

Es geht also darum, im alltäglichen Miteinander zum einen für das Leben vom „Wesen aus" bewusster zu werden und andererseits darum, keine „Scheingestalten" und Bilder anderer Menschen aufzubauen, bzw. wahrzunehmen, dass wir es tun, und diesen Schein nicht bedeutsamer werden zu lassen als die realen Personen und deren wahres Wesen.

Erinnerungen an Menschen, die uns lieb und wichtig sind, tragen wir als Bilder, Szenen, Gerüche, Worte, Klänge im Gedächtnis. Wir halten so – durch die Erinnerungen – eine Verbindung aufrecht. Oftmals formen diese Bilder aber eine eigene Wirklichkeit, so dass sie bisweilen die Begegnung mit dem tatsächlichen, lebendigen Menschen erschweren oder gar den Kontakt zu seinem eigentlichen Wesen unmöglich machen.

Anne Tyler[14] beschreibt solche Schwierigkeiten, die insbesondere in langjährigen Beziehungen auftauchen, in ihrem preisgekrönten Roman „Atemübungen". Sie erzählt über einen Tag im Leben von Maggie und Ira, einem seit 28 Jahren verheirateten Ehepaar aus dem amerikanischen Mittelstand. Besonders in ihrer Beziehung zu ihrem Sohn Jesse wird deutlich, wie präsent die Vergangenheit durch gemeinsame Erlebnisse bleibt, die sich tief eingeprägt haben, die Gegenwärtiges beeinflussen und es insbesondere dem Vater erschweren, in Beziehung, in lebendige Gegenseitigkeit mit seinem Sohn zu kommen. Immer wieder kommt es zu Streitereien, Auseinandersetzungen und Schuldzuweisungen.

In einer Szene beschreibt *Anne Tyler*, wie der Vater seinen Sohn wahrnimmt: *„Sehr genau konnte er sich daran erinnern, wie Jesse an dem Abend ausgesehen hatte, als er verhaftet wurde, damals, mit 16 Jahren. Sie hatten ihn zusammen mit ein paar Freunden wegen Trunkenheit in der Öffentlichkeit aufgegriffen ...*

In einem Warteraum hatte er (Ira) auf einer Bank gesessen, und dann kam Jesse endlich, eskortiert von zwei Beamten. Offenbar hatte man ihm die Hände mit Handschellen auf den Rücken gefesselt, und er hatte irgendwann versucht, durch den Kreis seiner Arme zu steigen und die Arme nach vorne zu bringen. Aber er hatte auf halber Strecke aufgegeben oder war unterbrochen worden, und so hinkte er nun

---

[14] Anne Tyler, 1941 in Minneapolis geboren, Pulitzer-Preisträgerin 1988 (Breathing Lessons) ist eine der erfolgreichsten Autorinnen der amerikanischen Gegenwartsliteratur.

schräg und verdreht wie eine verwachsene Schaubu-
denattraktion herein, die Hände zwischen den Beinen
verfangen. Ira hatte bei diesem Anblick ein Gemisch
unterschiedlichster Gefühle empfunden: Zorn auf
seinen Sohn, aber auch Zorn auf die Behörden, die
Jesses Demütigung zur Schau stellten, dazu einen
unbändigen Drang zu lachen und ein schmerzendes,
überquellendes Gefühl von Mitleid.

Die Ärmel von Jesses Jacke waren im modernen
Stil nach oben geschoben (wie es die Jungen zu Iras
Zeiten nie taten), und das hatte ihn noch verwundba-
rer erscheinen lassen, das und der Gesichtsausdruck,
als man ihm die Fesseln dann abgenommen hatte und
er wieder aufrecht stehen konnte, obwohl er eine
grimmige, herausfordernde Miene aufgesetzt hatte
und Iras Anwesenheit nicht wahrhaben wollte ...

Wenn Ira heutzutage an Jesse dachte, stellte er
ihn sich immer so vor, wie er an diesem Abend gewe-
sen war, dieselbe Mischung aus wütend machender
Provokation und Jammer."

Der Vater bemerkt durchaus, dass dieses Bild
seine Wahrnehmung beeinflusst. Er hat eine vage
Idee davon, dass seine Frau den Sohn ganz anders
sieht:

„Er (Ira) fragte sich, wie Maggie ihn sich vor-
stellte. Vielleicht grub sie noch tiefer in der Vergan-
genheit zurück. Vielleicht sah sie ihn (Jesse), wie er
mit vier oder sechs Jahren gewesen war, ein nettes,
ungemein einnehmendes Kind, das nicht mehr Prob-
leme machte als andere Kinder auch.

Aber bestimmt sah sie ihn nicht so, wie er wirk-
lich war." (S. 167, 168)

Und wie ist Jesse wirklich, wie sind wir „wirklich"? Wie können wir unser „wirkliches" Potential entfalten?

Durch euch zu mir

Vielleicht können wir uns durch die Begegnung mit anderen Menschen und durch den Prozess des Dialogs dem annähern, „wie wir wirklich sind", und beginnen diese Wirklichkeit auszufüllen, uns in unserem eigentlichen Wesen zu erleben, und gegenseitig zu bestätigen, Raum zu schaffen für Authentizität, für Akzeptanz und für Entwicklung.

Ausflug nach Afrika[15]

Die Verbundenheit mit anderen Menschen und Verantwortlichkeit jedes Einzelnen für das ganze soziale Feld der Gemeinschaft findet in afrikanischen Kulturen und Sprachen sehr deutlichen Ausdruck, beispielsweise im Begriff des „Ubuntu". „Ubuntu" drückt die Fähigkeit zum Mitgefühl, sowie Gerechtigkeit, Gleichberechtigung, Würde, Harmonie und Mitmenschlichkeit aus und steht für die Stärkung und Aufrechterhaltung der Gemeinschaft. Es bedeutet auch, dass der Einzelne so in dieser Gemeinschaft verwurzelt ist, dass die persönliche Identität und das Selbstwertgefühl davon abhängt, wie viel er bereit ist, für diese Gemeinschaft zu geben.

Ein Sprichwort in Zulu heißt: *„Ich bin, weil wir sind."* Eine interessante Alternative zum westlichen

---

[15] Nach: Barbara Nussbaum, Ubuntu, in: Resurgence, Nov/Dez 2003, No 221, Hartland GB

„cogito ergo sum" (ich denke, also bin ich) von *Descartes*.

„Ubuntu" ist ein Konzept, das der Wertschätzung und Pflege der persönlichen Beziehungen in gesellschaftlichen, aber auch in organisatorischen Feldern eine hohe Priorität beimisst. Ein Morgengruß der Shona in Zimbabwe drückt dies so aus:
„Mangwani. Marana sei?"
(Guten Morgen, hast du gut geschlafen?)
„Maswera sei, kana mararawo."
(Ich habe gut geschlafen, wenn du gut geschlafen hast.)
Oder der Abendgruß:
„Maswera sei?"
(Wie war dein Tag?)
„Ndaswera, kana maswerawo")
(Mein Tag war gut, wenn dein Tag gut war.)

Diese Verbundenheit rückt den „anderen" positiv in den Mittelpunkt. Wie könnte ich gut geschlafen haben, oder wie könnte es mir gut gehen, wenn es dem anderen schlecht geht?

Martin Buber und David Bohm - Väter des Dialogs

Bubers Dialogverständnis

Bubers Charakterisierung eines dialogischen Lebens nimmt diesen Aspekt der gemeinschaftlichen Verbundenheit, des *„Auf-einander-angewiesen-Seins"* auf:

„Dialogisches Leben ist nicht eins, in dem man viel mit Menschen zu tun hat, sondern eins, in dem man mit den Menschen, mit denen man zu tun hat, wirklich zu tun hat." (S. 167)

„Wirklich zu tun haben" kann beispielsweise bedeuten, miteinander ins Gespräch zu kommen. Ein solches dialogisches Gespräch kann uns helfen, ein Bewusstsein davon zu entwickeln, wer wir sind, wie wir gemeint sein könnten. Eine derartige Verbundenheit tritt in einem „echten Dialog" zu Tage, wenn *„jeder der Teilnehmer den oder die anderen in ihrem Dasein und Sosein wirklich meint und sich ihnen in der Intention zuwendet, 'lebendige Gegenseitigkeit' zu schaffen."*

Diese Form der Begegnung unterscheidet sich – nach *Buber* – von anderen Gesprächsformen:

- dem *„dialogisch verkleideten Monolog, in dem zwei oder mehrere im Raum zusammengekommene Menschen auf wunderlich verschlungenen Umwegen jeder mit sich selber reden und sich doch der Pein des Auf-sich-angewiesen-Seins entrückt dünken."*

- dem *„technischen, der lediglich von der Notdurft der sachlichen Verständigung eingegeben ist."*

Bewusstheit in der Kommunikation hieße dann für mich:
Kann ich eine Wahl treffen, mich entscheiden dafür, welche Art des Gesprächs ich wählen möchte, oder bin ich einem einmal entwickelten Muster so verhaf-

tet, dass nicht ich das Gespräch gestalte, sondern die Situation mich bestimmt und lediglich dazu führt, ein mir vertrautes Muster abzurufen, dessen Inhalt ich abhängig von dem jeweiligen Thema variiere.

Diese Vorgehensweise entspräche einem Leben nach Mustern aus der Vergangenheit, nach bereits „Gedachtem", wie es *David Bohm* bezeichnet.

Bohms Dialogverständnis

David Bohm (1917 –1992), angloamerikanischer Quantenphysiker, beschreibt in seinem Buch „On dialogue" Dialog als *„ein beständiges Hinterfragen von Prozessen, Sicherheiten und Strukturen, die menschlichen Gedanken und Handlungen zugrunde liegen. "*

Bohm unterscheidet zwischen Gesprächen, in denen lediglich *Gedachtes* ausgetauscht wird, und Dialogen, in denen tatsächlich neues *Denken* möglich wird. *(„Thought" und „Thinking")*. Dialog ist für *Bohm* der Weg, von Gedachtem zum Denken zu kommen.

Darin liegt die Hoffnung, sich durch das Erkennen und Bewusstmachen von Strukturen und festgefahrenen Handlungsmustern neue Handlungsmöglichkeiten zu erschließen, mehr Freiheit zur Gestaltung von Kommunikationsprozessen zu erwerben und durch größere Bewusstheit der subjektiven Wahrnehmung weniger in Bewertungsautomatismen gefangen zu bleiben.

Bohm war von der Vorstellung fasziniert, dass Menschen im Dialog lernen könnten, gemeinsam auf kohärente Weise zu denken, während sich die Gedanken in den meisten üblichen Gesprächen fragmentiert, sprunghaft und gegensätzlich entwickeln würden. Inkohärenz ist für *Bohm*, *„als würde man eine Uhr nehmen und sie mit einem Hammer zertrümmern, anstatt sie auseinander zu nehmen und die Teile zu sortieren. Die Teile sind Teil eines Ganzen, aber die Fragmente wurden willkürlich auseinandergebrochen."* (S.102)

Bemerken wir unsere Inkohärenz, beispielsweise indem wir sehen, *„dass unsere Absichten und die Resultate dieser Absichten nicht zusammenpassen"* (S. 146), so kann dieses negative Gefühl der Inkohärenz bereits der erste Schritt zu Kohärenz und Stimmigkeit werden. Diese *Kohärenz* im Dialog impliziert ein großes Potential für *Kreativität* und die Entfaltung neuer Gedanken.

Denkpause: Die Leiter der Schlussfolgerungen

Bevor ich weitere Dialogqualitäten beschreibe, lassen Sie uns einen Blick auf dieses Bild werfen. Was fällt Ihnen spontan dazu ein?

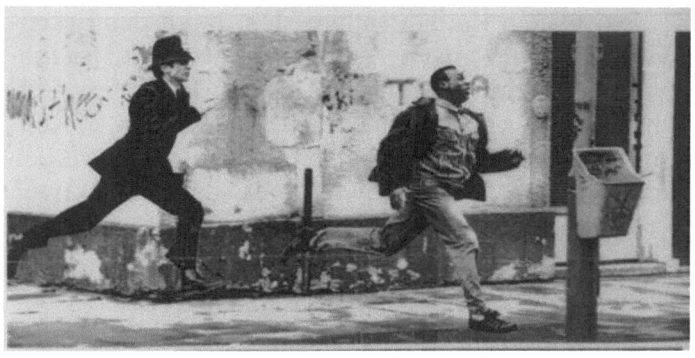

Abb.1. Zwei rennende Männer.

Die Fakten: Zwei Männer rennen in gleicher Richtung um eine Straßenecke. Der Mann links hat eine helle Hautfarbe; er trägt eine dunkle Uniform und hat einen Helm mit einem Abzeichen auf dem Kopf. Rechts, einige Schritte vor ihm, läuft ein Schwarzer in Zivil.

Die imaginäre „Leiter der Schlussfolgerungen"[16], die wir uns dazu als Metapher für die Entwicklung des Denkprozesses in unserem Kopf vorstellen, hat mehrere Sprossen oder Stufen. Sie entsprechen einem inneren Prozess der Bewertungsentwicklung auf der Basis vorhergehender Annahmen und sind für andere unsichtbar.

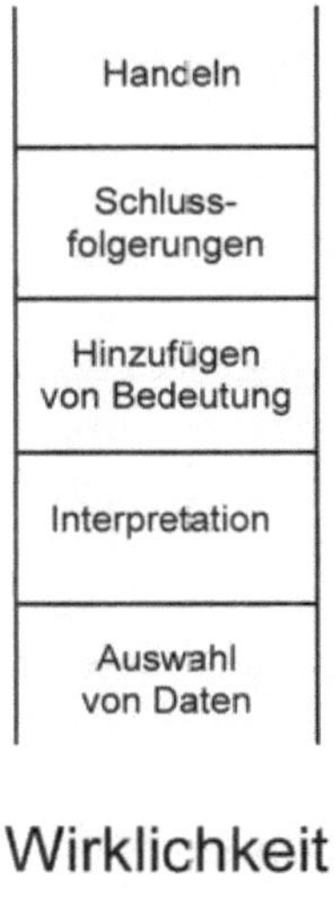

| Handeln |
| Schluss-
folgerungen |
| Hinzufügen
von Bedeutung |
| Interpretation |
| Auswahl
von Daten |

Wirklichkeit

Abb. 2. Leiter der Schlussfolgerungen.

---

[16] Peter Senge et.al.: Das Fieldbook zur fünften Disziplin. Stuttgart: Klett-Cotta 1997

Auf der *ersten Stufe wählen wir beobachtbare Daten aus.* Sie sind insofern „real", als sie unter unseren biologischen oder kulturellen Bedingungen für alle als unbestreitbar gelten.

Diese Daten sind also eher Beobachtungen als Bewertungen: Sie sind „Fakten", die von jedem wahrgenommen werden können, wie etwa ein „Foto" sie festhält, ein Tonband oder ein Videorecorder.

Die *nächste Stufe* der Leiter der Schlussfolgerungen entspricht einer *Interpretation.* Auf dieser Ebene entwickeln wir eine Theorie oder Geschichte, über das, was sich aufgrund dieser beobachtbaren Daten ereignet haben könnte. Auf dem Foto sehen wir offenbar, dass der Weiße ein Polizist ist und der Schwarze offenbar nicht. An diesem Punkt schließen wir leicht, dass die beiden Menschen auf verschiedenen Seiten stehen. Wir könnten also denken, dass der Polizist den schwarzen Mann verfolgt.

Auf der *dritten Stufe* fügen wir dem Bild aus unseren Erfahrungen etwas hinzu. Auf dieser Stufe konstruieren wir eine Fragestellung über die *Bedeutung* der Szene aus den Beziehungen, die wir in das Bild hineingedacht haben. Hier entwickeln wir *Meinungen* auf der Basis der Annahmen, die wir auf der zweiten Stufe gemacht haben. Diese können für verschiedene Menschen, die das gleiche Foto betrachten, sehr unterschiedlich sein, je nach ihren Erfahrungen, der politischen Einstellung, sozialen Faktoren und anderen Hintergründen, entwickelt nach dem sehr subjektiven persönlichen mentalen Modell.

Angesichts des Fotos könnte jemand zu der Bewertung kommen: „Der Schwarze ist wahrscheinlich ein Krimineller. Ich hoffe, dass der Polizist ihn einfängt und einsperrt." Ein anderer könnte zu der

Schlussfolgerung kommen: „Dies ist sicher wieder einmal ein Beispiel für die Brutalität der Polizei." Oder: „Der Schwarze wird typischerweise von einem weißen Polizisten verfolgt."

Es sind sehr unterschiedliche Beifügungen und Interpretationen möglich, die von unserem individuellen Erfahrungshintergrund, unserer Sozialisation, unserer Stimmung und der jeweiligen Situation abhängen.

Auf der *vierten Stufe ziehen wir Schlüsse* aus unseren Bewertungen über die Art und Weise, wie das Problem, das wir in unserem Kopf entwickelt haben, zu lösen ist.

Wenn ein besorgter Bürger das Bild betrachtet, könnte er zu der Ansicht kommen, dass mehr Polizei auf den Straßen eingesetzt werde sollte, oder er schreibt einen Leserbrief, in dem er mehr Gefängnisse fordert und strengere Bestrafungen. Auf der anderen Seite könnte es Menschen geben, die sich vielleicht für weniger Brutalität bei der Polizei einsetzen wollen, eben abhängig von dem, was auf der ersten Stufe der Leiter bereits für Annahmen entwickelt worden sind.

Auf der *obersten Stufe* der Leiter *handeln* wir. Wir haben in unserem Kopf ein Bild entwickelt, das wir für eine plausible Wiedergabe der Realität halten, und handeln entsprechend den Schlussfolgerungen, die wir entwickelt haben. Aus dieser Haltung heraus

- schreiben wir den Brief an die Zeitung, in dem wir mehr Polizei auf den Straßen fordern
- oder wir organisieren einen Protestmarsch gegen Polizeibrutalität

- wir verlegen unseren Wohnort aus der City in die Vorstädte
- wir erlauben unseren Kindern, nicht mehr mit den schwarzen Nachbarn zu spielen
- oder empfehlen unseren schwarzen Bekannten, die Weißen zu meiden.

Dabei steht das Foto mit den beiden rennenden Männern hier nur als ein Beispiel dafür, mit welcher Brille, Perspektive, Sichtweise wir die Welt wahrnehmen. Denn was wissen wir wirklich über die Szene, die in dem Foto abgebildet ist? Nur, dass ein weißer Mann, der in etwas gekleidet ist, das wie eine Uniform aussieht, sich in einigen Schritten Abstand hinter einem schwarzen Mann in Zivil befindet.

Tatsächlich aber sind beide Männer Beamte der London Metropolitan Police (Scotland Yard)[17], wie aus der weiter unten erwähnten Schlagzeile zu dem Plakat hervorgeht, die bei unserer Wiedergabe mit Absicht weggelassen wurde. Beide Männer verfolgen nämlich gemeinsam nach einer Straftat eine dritte Person, die sich außerhalb des Bildes befindet. Scotland Yard benutzte dieses Foto als Plakat für eine Werbekampagne, die farbige Polizeibewerber gewinnen sollte. Scotland Yard rechnete damit, dass viele Betrachter dieses Foto nicht korrekt interpretieren würden, und entschied sich für das „offensichtlich" herausfordernde Bild. Dieses Poster wurde überall in Großbritannien verbreitet mit der Schlagzeile: „Ein weiteres Beispiel für ein Vorurteil der Polizei? Oder ein Beispiel für Ihre Vorurteile?"

---

[17] Ein Original des Plakats wurde freundlicherweise von Scotland Yard, London, zur Verfügung gestellt.

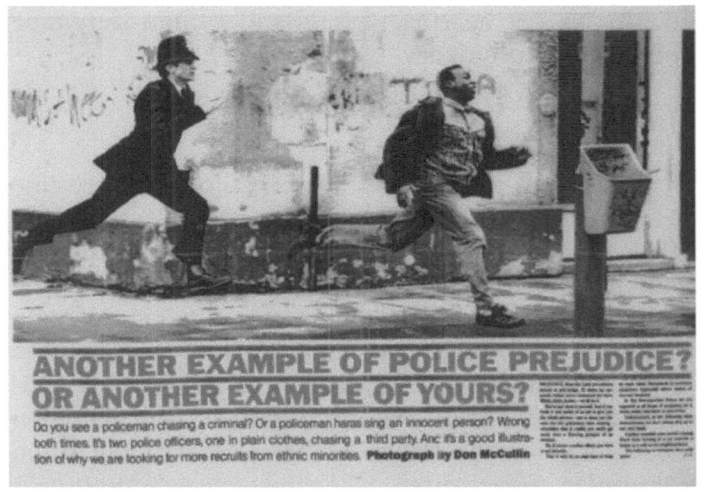

ANOTHER EXAMPLE OF POLICE PREJUDICE?
OR ANOTHER EXAMPLE OF YOURS?
Do you see a policeman chasing a criminal? Or a policeman haras sing an innocent person? Wrong
both times. It's two police officers, one in plain clothes, chasing a third party. And it's a good illustra-
tion of why we are looking for more recruits from ethnic minorities. **Photograph by Don McCullin**

Abb. 3 Scotland Yard 2

Dieses Beispiel illustriert, wie bereits die Auswahl der Daten alle anderen Stufen der Leiter beeinflusst.

Wenn das Foto die dritte Person gezeigt hätte, könnten wir andere Annahmen über die Szene entwickeln. Wie wir die Daten auswählen – was wir wahrnehmen, was wir nicht sehen und genauso was wir unwillkürlich selbst hinzufügen –, hat eine enorme Bedeutung dafür, wie wir ein Ereignis oder Umstände bewerten und wie wir im Endeffekt handeln.

Der Sprung von der untersten zur obersten Sprosse kann manchmal sehr schnell ablaufen. Es reicht ein kurzer Blick auf das Polizeifoto – wir schlussfolgern und handeln. Die Geschwindigkeit, mit der wir die Leiter erklimmen, ist so groß, dass ein Händeschütteln oder ein Blick auf die Person, die gerade zur Tür hereinschaut, ausreicht, um sich ganz oben wiederzufinden.

Musikübung

Sie haben mir bis hierher sehr konzentriert eine ganze Weile zugehört. Wir wollen nun zusammen ein Stück Musik hören und damit arbeiten. Die Aufgabe erfordert im zweiten Teil einen Partner oder eine Partnerin, um sich auszutauschen. Setzen Sie sich aber zunächst einfach entspannt hin und lauschen Sie – wenn möglich mit geschlossenen Augen – der Musik. Lassen Sie die Musik auf sich wirken, nehmen Sie wahr, was Sie dabei erleben. Richten Sie Ihren Fokus also zunächst auf die Selbstwahrnehmung.

Musikstück: Honorable Sky, Carlos Nakai (Flöte) und Peter Kater (Piano)

Nun tauschen Sie sich zu zweit darüber aus, wie Sie diese Musik erlebt haben, welche Gedanken, Gefühle, Bilder beim Hören entstanden.

Sie haben die Musik mit Ihren eigenen Ohren wahrgenommen und gehört, wie Ihr Partner sie erlebt hat. Nun tauschen Sie bitte die Plätze und hören dasselbe Stück *noch einmal mit den Ohren Ihres Gegenübers*. Was erleben Sie jetzt, wenn Sie versuchen, sich in die andere/den anderen hineinzuversetzen? Um diese empathische Kontaktaufnahme zu ermöglichen, kann es hilfreich sein, sich so hinzusetzen, dass Sie zum Beispiel den Arm des andern spüren können.

Das Wesentliche im Dialog

Unterschiede zwischen Dialog und Diskussion

In vielen Gesprächssituationen geht es darum, meinen eigenen Standpunkt zu verteidigen, und nicht darum, mir zu überlegen, warum gerade diese Argumentation für mich Sinn macht, oder gar Interesse daran zu entwickeln, warum der andere/die andere so anders denkt als ich.

Voraussetzung ist natürlich, dass ich selbst einen Standpunkt habe und ihn vertreten kann. Eine Streitkultur, in der Positionen geklärt werden können, fehlt in vielen Teams, Gruppen, Familien, d.h. eine Kultur, in der unterschiedliche Meinungen, Ansichten, Überzeugungen Platz haben, akzeptiert und respektiert werden.

Wenn es darum geht, diese Grenzen und Standpunkte zu klären, hat die *qualifizierte Diskussion* ihren Platz. In manchen Situationen mag dies ein notwendiger erster Schritt sein, bevor überhaupt ein Dialog möglich ist.

Der Dialog – so wie ich ihn verstehe – hat eine andere Intention: Bringen wir die beiden Potentiale des Dialogs – wie sie *Buber* und *Bohm* benennen – zusammen, so kann er zum Raum werden für Begegnung zwischen Menschen, die wechselseitig bereit sind, ihre Annahmen, mentalen Muster, Bewertungen und Glaubenssätze wahrzunehmen, offen zu legen, anzuschauen und „in der Schwebe zu halten" oder wie *Bohm* es nennt „zu suspendieren".

Blicken wir auf die Herkunft der Wörter „Diskussion" und „Dialog", wird deutlich, wie unterschiedlich auch die darin enthaltenen Ideen sind:

Die Wurzeln des Wortes „Dialog" liegen in dem griechischen *dialogos*: *dia* (zwischen, durch) und *logos* (Wort): ein Gespräch zwischen Zweien, ein „Zwiegespräch". Oder wie es der angloamerikanische Quantenphysiker *David Bohm* übersetzt hat: *dia* (durch) und *logos* (Wort, Sinn, Bedeutung). Dialog bedeutet dann nicht Zwiegespräch, sondern „Fluss von Bedeutung" (mit und durch das Wort zwischen den Menschen). Dialog bezeichnet damit eine Suche nach neuem „Sinn" in einer Gruppe von Menschen.

Das Wort „Diskussion" dagegen hat die gleiche Wurzel wie englisch *percussion* oder gar *concussion* (Gehirnerschütterung). Diskussion hat eine enge sprachliche Verwandtschaft mit „Debatte" (lat. *debat(t)uere*, engl. *to beat down*), was so viel bedeutet wie „niederschlagen". Das einer Diskussion zugrunde liegende Motiv ist in der Regel dann nicht, voneinander zu lernen, sondern den eigenen Standpunkt durchzusetzen, zu gewinnen.

Eckpfeiler des Dialogs

William Isaacs[18], Leiter des Dialogue Project am MIT, charakterisiert das Viereck von Sprechen und Zuhören, Respektieren und Suspendieren als Basis dialogischer Fähigkeiten.

---

[18] vgl. Isaacs: Dialogue - The Art of Thinking together, 1999

Sprechen und Zuhören können sich sehr verändern, wenn es nicht mehr in erster Linie um das „Scheinen-wollen" geht.

Diese Kompetenzen bilden die Eckpfeiler in dem von uns mit *Freeman Dhority* entwickelten Konzept der zehn Kernfähigkeiten, das sich in der Praxis als hilfreich zur Reflexion dialogischer Prozesse erwiesen hat. Ich stelle im Folgenden zunächst die vier Eckpfeiler ausführlicher dar:

Von Herzen sprechen

Unser Sprechen sollte nicht belehrend, abstrakt und unpersönlich bleiben, sondern persönlich und in Beziehung zu unseren eigenen Anliegen, Erfahrungen stehen – Eitelkeiten, intellektuelle Spielereien und theoretische Ergüsse behindern den Dialog und führen zurück in altbekannte Fahrwasser. Ohne Maske zu sprechen, wie die Indianer es nannten „von Herzen sprechen", lässt den Menschen hinter dem Wort sichtbar werden.

Zu der Frage, wie ich als Sprechende im Dialog auftrete, einige Gedanken *Martin Bubers* aus dem Dialogischen Prinzip: *„In wem auch noch in der Atmosphäre des echten Gesprächs der Gedanke an die eigene Wirkung als Sprecher des von ihm zu Sprechenden waltet, der wirkt als Zerstörer. Wenn ich statt des zu Sagenden mich anschicke, ein zur Geltung kommendes Ich vernehmen zu lassen, habe ich unwiederbringlich verfehlt, was ich zu sagen gehabt hätte. Fehlbehaftet tritt es ins Gespräch, und das Gespräch wird fehlbehaftet."* (S. 294)

Dieser *Buber*sche Gedanke zeigt, wie problematisch die televisionsgerechte Präsentation sich auf die Qualität von Gesprächen auswirken muss, wenn diese Gespräche nicht aus der Beziehung der Beteiligten, sondern aufgrund der Regieanweisungen der Produzenten und der Optimierung der Außenwirksamkeit entstehen.

Buber: „*Wo aber das Gespräch sich in seinem Wesen erfüllt, zwischen Partnern, die sich einander in Wahrheit zugewandt haben, sich rückhaltlos äußern und vom Scheinen-wollen frei sind, vollzieht sich eine denkwürdige, nirgendwo sonst sich einstellende gemeinschaftliche Fruchtbarkeit.*" (S. 295)

Dabei bedeutet für *Buber* diese Form von „Rückhaltlosigkeit" das genaue Gegenteil des Drauflosredens (S.294). Diese Rückhaltlosigkeit zeigt sich vielmehr in der Bereitschaft, sich einzulassen auf das andere im anderen, auf das Fremde, das Unbekannte, Geheimnisvolle und Unverständliche.

Wesentlich ist die Frage der eigenen Bereitschaft, der inneren Haltung, die *Buber* beschreibt: „*Selbstverständlich brauchen nicht alle zu einem echten Gespräch Vereinten selber zu sprechen; schweigsam Bleibende können mitunter besonders wichtig werden. Jeder aber muss entschlossen sein, sich nicht zu entziehen, wenn es etwa dem Gang des Gesprächs nach an ihm sein wird zu sagen, was eben er zu sagen hat. Wobei natürlich keiner von vornherein wissen kann, was das etwas sein wird: ein echtes Gespräch kann man nicht vordisponieren ...*

Die Echtheit ist schon in Frage gestellt, wenn ein noch so geringer Teil der Anwesenden von sich und von den andern als solche empfunden werden, denen keine aktive Beteiligung zugedacht ist." (S.294)

Für mich bedeutet eine dialogische Haltung im Gespräch auch: von meiner Wahrnehmung, meinen Gefühlen, meinen Annahmen zu sprechen, anstatt theoretisches Wissen zu rezitieren.

Generatives Zuhören

Viele werden mir zustimmen, dass eine gute Kommunikation nicht zustande kommen kann, wenn jeder der Beteiligten an seiner Position und Überzeugung festhalten will. Warum aber ist es trotzdem so schwierig, in einen guten Austausch über unterschiedliche Ansichten zu kommen?

Häufig sind wir der Meinung, dass wir ja den anderen schon ganz gut zuhören. Es scheint aber so zu sein, dass die anderen nicht bemerken, dass sie nicht richtig zuhören und dass sie bei bestimmten Fragestellungen ganz einfach „blockiert" sind. Sie bemerken nicht die Widersprüche, in die sie sich verwickeln, und weichen an bestimmten Stellen einer Antwort einfach aus.

Bei den anderen ist das sehr klar zu erkennen. Meine eigenen „Blockierungen", „Widersprüche" und Ausweichmanöver selbst als solche zu erkennen, ist dagegen unvergleichlich viel schwieriger.

Wenn ich viel Aufmerksamkeit für meine Reaktionen aufbringe, werde ich mich dabei beobachten, wie ich einigen Beiträgen innerlich uneingeschränkt zustimme, manchmal auch sichtbar bestätigend mit dem Kopf nicke, bei anderen aber innerlich zurückzucke, oder in Abwehrposition gehe. Bestimmten Fragen möchte ich lieber ausweichen, sie erwecken unangenehme Gefühle, andere dagegen wecken Energie und freudige Erwartung, da werde ich richtig lebendig und möchte mich engagiert einbringen.

Eine entscheidende Frage ist es, ob ich diese eigenen Reaktionen wahrnehmen und mir bewusst machen kann, so dass sie mein Zuhören nicht blockieren und erschweren.

Unser konzentriertes und offenes Zuhören in einer Gruppe kann dazu führen, Neues entstehen zu lassen, zu generieren – in uns selbst und in der Gruppe: Wir bezeichnen es im Dialogprozess als „generatives Zuhören".

Michael Ende hat die verändernde Kraft des Zuhörens in seinem Buch *Momo* und in der Figur des kleinen Mädchens Momo beschrieben, das die Menschen gegen die grauen Herren, die Zeitdiebe, unterstützt:

„Was die kleine Momo konnte wie kein anderer, das war: Zuhören. Das ist doch nichts Besonderes, wird nun vielleicht mancher Leser sagen, zuhören kann doch jeder.

Aber das ist ein Irrtum. Wirklich zuhören können nur ganz wenige Menschen. Und so wie Momo sich aufs Zuhören verstand, war es ganz und gar einmalig.

Momo konnte so zuhören, dass dummen Leuten plötzlich sehr gescheite Gedanken kamen. Nicht etwa, weil sie etwas sagte oder fragte, was den anderen auf solche Gedanken brachte, nein, sie saß nur da und hörte einfach zu, mit aller Aufmerksamkeit und aller Anteilnahme. Dabei schaute sie den anderen mit ihren großen, dunklen Augen an, und der Betreffende fühlte, wie in ihm auf einmal Gedanken auftauchten, von denen er nie geahnt hatte, dass sie in ihm steckten.

Sie konnte so zuhören, dass ratlose oder unentschlossene Leute auf einmal ganz genau wussten, was sie wollten. Oder dass Schüchterne sich plötzlich frei und mutig fühlten. Oder dass Unglückliche und Bedrückte zuversichtlich und froh wurden.

Und wenn jemand meinte, sein Leben sei ganz verfehlt und bedeutungslos und er selbst nur irgendeiner unter Millionen, einer, auf den es überhaupt nicht ankommt und der ebenso schnell ersetzt werden kann wie ein kaputter Topf – und er ging hin und erzählte alles das der kleinen Momo, dann wurde ihm, noch während er redete, auf geheimnisvolle Weise klar, dass er sich gründlich irrte, dass es ihn, genauso wie er war, unter allen Menschen nur ein einziges Mal gab und dass er deshalb auf seine besondere Weise für die Welt wichtig war ..." [19]

So zuzuhören bedeutet, Neues zu ermöglichen, ohne sich direkt verbal einzubringen.

Radikaler Respekt

---

[19] Michael Ende: Momo oder Die seltsame Geschichte von den Zeit-Dieben und von dem Kind, das den Menschen die gestohlene Zeit zurückbrachte. Stuttgart: Tienemanns 1973, S. 14-16

Welche Qualitäten können im Dialog neben der Haltung des Sprechens und der Art des Zuhörens hilfreich sein:

Eine Vision ist es, dass meine respektvolle Haltung dem anderen gegenüber nicht oberflächlich bleibt, sondern „radikal" ist, das heißt, „an die Wurzel" geht in dem Sinn, dass wir uns um ein tieferes Verständnis bemühen.

Radikaler Respekt heißt, die andere Person in ihrer Andersartigkeit, ihrem eigenen Wesen, als legitim und gleichwertig anzuerkennen. Diese Anerkennung des anderen kann so weit führen, dass wir uns vorstellen können, wir würden genau so denken und handeln wie er – wenn wir genau sein Leben hätten leben müssen, sein Schicksal erfahren hätten. Respekt ist dann aktiver als Toleranz. Er hat ein wesentliches Element der Empathie: Ich akzeptiere nicht nur, wer du bist. Ich versuche auch, eine Weile in „deinen Schuhen" zu gehen und die Welt aus deiner Perspektive zu sehen.

Dieses Verständnis ist nicht nur intellektuell oder objektiv, sondern ein intersubjektives menschliches Verständnis, wie es *Edgar Morin*, emeritierter Forschungsdirektor des Centre National de la Recherche Scientific (CNRS) und Präsident der Europäischen Agentur für Kultur der UNESCO, in seinem Buch *Die sieben Fundamente des Wissens für eine Erziehung der Zukunft* beschreibt:

Wenn ein Kind weint, ist es dann angemessen, den Salzgehalt der Tränen zu messen, um es besser zu verstehen? Oder muss ich nicht vielmehr in empathischen Kontakt mit ihm treten? Indem ich

„in mir meine kindlichen Ängste wiederfinde, ich es mit mir identifiziere und mich mit ihm. Der andere wird nicht nur objektiv wahrgenommen, sondern als ein anderes Subjekt, mit dem man sich identifiziert und das man mit sich identifiziert, ein ego alter, das ein alter ego wird. Dieses Verstehen schließt notwendig einen Prozess der Empathie, der Identifikation und der Projektion ein. Immer intersubjektiv, erfordert das menschliche Verstehen Offenheit, Sympathie, Großzügigkeit."[20] (S. 296)

Die Meinung eines Andersdenkenden nicht nur zu tolerieren, sondern ihr respektvoll gegenüberzutreten, bedarf einer radikalen Abkehr von einer Kultur der eigenen Profilierung auf Kosten anderer.

Suspendieren

Der Begriff und die Idee des „Suspendierens", die wir uns anhand des Plakates von Scotland Yard vergegenwärtigt haben, diese Fähigkeit des bewussten Innehaltens, um meine Interpretation zu suspendieren, ist für mich zentral für die Entwicklung einer dialogischen Gesprächskultur.

Der Begriff „suspendieren" bedarf allerdings einer genaueren Betrachtung: engl. *to suspend* bedeutet „vorübergehend entlassen, in der Schwebe halten". Für die Betrachtung des Fotos würde „suspendieren" heißen, die möglichen Interpretationen dieses Fotos wahrzunehmen, mir bewusst

---

[20] Edgar Morin, Die sieben Fundamente des Wissens für eine Erziehung der Zukunft. Hamburg: Krämer 2001, S.117

zu machen und gleichsam vor mich hinzuhängen, bevor ich mich für eine Interpretation entscheide.

Die Fähigkeit des „Suspendierens" ist zentral für die Entwicklung einer dialogischen Gesprächskultur. *David Bohm* beschreibt die Bedeutung des Suspendierens am Beispiel der Aggression. Wenn ich aggressiv bin, drückt sich diese Aggression irgendwie aus, in meinen Handlungen, Gesten, in der Stimme, im Gesichtsausdruck und oftmals, ohne dass mir selbst dies bewusst ist. Wenn ich meine eigene Aggressivität bemerke und mich selbst ermahne „Ich darf nicht so aggressiv sein", so bedeutet das ja nicht, dass meine Aggression verschwindet, sondern heißt vielleicht nur, dass ich eine aggressive Handlung unterdrücken kann – die Aggressivität aber noch vorhanden ist, sie richtet sich jetzt lediglich *gegen mich selbst*. Ebenso, wenn ich sage, „Ich sollte eigentlich nicht wütend sein" oder „Ach Gott, ich bin doch auch gar nicht (so) wütend" – das hilft mir nicht, die Wurzeln meiner Aggression zu verstehen und anzuerkennen.

Was hieße in diesem Fall die Aggression zu „suspendieren"?

Wenn es mir gelingt, die Aggression weder auszuleben, d.h. aggressiv zu handeln, noch die Aggression gegen mich selbst zu richten, kann ich den Versuch machen, dieses Gefühl zunächst einfach wahrzunehmen, ohne es zu bewerten. Ohne es als gut oder schlecht zu be- oder verurteilen. Ich kann jetzt beispielsweise beginnen, meine körperlichen Reaktionen zu beobachten: Wie schnell ist mein Herz- und Pulsschlag, wie der

Atem? Wo reagiert mein Körper mit Anspannung und welche Gedanken entstehen in der Aggression, welche kommen in der Beobachtung dazu?

Ich kann hier bereits eine wichtige und bedeutsame Beobachtung machen:

Gedanken können körperliche Reaktionen hervorrufen – oder umgekehrt: Körperliche Reaktionen rufen Gedanken hervor.

Wenn wir uns diesen Zusammenhang vor Augen führen, wird vielleicht klarer, warum es so hilfreich und notwendig ist, eigene Gefühle und Körperreaktionen – wie Wut, Verletztheit, Magenschmerzen, Herzklopfen – bewusst wahrzunehmen und ihrer Entstehung auf die Spur zu kommen.

Wenn ich mein „Herzklopfen" als „berechtigtes" Symptom ungefragt akzeptiere, in dem Sinn „Mein Herz schlägt jetzt schneller, also ist es doch ein untrügliches Zeichen für die Berechtigung meiner Wut" – dann komme ich dem Prozess des Denkens nicht auf die Spur, der zu dieser Reaktion führte. *Bohm* formuliert es so: „ ... *wenn wir den Eindruck haben, dass das Gefühl* nicht *von einem Gedanken hervorgerufen wird, dann wird es stillschweigend als direkte Wahrnehmung der Realität begriffen."* (S.152) Das Herzklopfen wird dann zur Rechtfertigung unserer Wut benutzt.

Versuchen wir jedoch, diese Beobachtung unserer Körperreaktion zu „suspendieren", bedeutet das, den Weg zurückzuverfolgen, den wir bei unserer Wahrnehmung der Umwelt, bei unseren eigenen Interpretationen und der Entstehung der

Gedanken, die sich daraus entwickelt haben, gegangen sind. Und zwar in einer Art und Weise, die es uns ermöglicht, den Entstehungsprozess wahrzunehmen, während er sich entwickelt.

Es heißt aber keinesfalls, dass wir unseren Körperreaktionen und unseren Gefühlen gegenüber misstrauisch oder skeptisch sein sollten oder sie gar verurteilend bewerten sollten. Gerade das wäre wieder eine Form der Aggression gegen uns selbst und würde unser Verständnis der Entstehung des Prozesses blockieren.

Natürlich wird das Ganze an dieser Stelle etwas kompliziert: Eine Reaktion – wie z. B. Wut – zu beobachten, zu suspendieren, ohne sie zu unterdrücken, ist schon an sich anspruchsvoll. Wenn ich dabei merke, dass ich doch die Tendenz verspüre, die Wut zu unterdrücken, wäre es sinnvoll, diesen Vorgang der Unterdrückung wahrzunehmen, ohne wiederum die Unterdrückung zu unterdrücken.

Diese Kette von Suspendierungs-Schritten lässt erahnen, wie sehr diese Fähigkeit von der Bewusstheit, von der Schulung und der Übung der Person selbst abhängt. Es lässt sich nicht durch Patent-Rezepte lernen.

Wir können uns zur Erleichterung des Prozesses bildlich vorstellen, dass wir unsere Wut wie ein Bild vor uns aufhängen und sie betrachten. Dadurch kann ich sie völlig anders wahrnehmen, als wenn ich mir lediglich verboten hätte, wütend zu sein, äußere Regungen unterbinde und nur in Gedanken wüste Beschimpfungen ausstoße.

Willigis Jäger beschreibt es ähnlich als Ziel der Kontemplation auf dem spirituellen Schulungsweg: *„Schwierig wird es, wenn man sich mit ihnen* (seinen Gefühlen) *identifiziert – wenn man sich in seinem Groll und Zorn oder auch in seiner Depression einrichtet. Dann wird man sie so leicht nicht mehr los. In der richtigen Übungsweise werden Emotionen und Ängste deshalb gleichsam* an die Hand genommen, *angeschaut, weder bejaht noch verneint, um Abstand zu ihnen zu gewinnen. Wenn das gelingt, lösen sich Probleme, die Menschen jahrzehntelang gefangen hielten, mit der Zeit ganz von allein."* [21]

Der indische Philosoph *Krishnamurti*, der ein häufiger Gesprächspartner von *David Bohm* war, sagt dazu: *„Es gibt keine Methode, es gibt nur Achtsamkeit."*

Er weist damit auf ein Paradox hin: einerseits zu versuchen, durch die Entwicklung und Vertiefung entsprechender Übungen ein methodisches Vorgehen zu entwickeln, wodurch das Erlernen zentraler Dialogkompetenzen unterstützt wird und gleichzeitig zu wissen, dass es letztlich nicht um das Erlernen von Methoden oder gar Rezepten gehen kann. Dass nur unsere Aufmerksamkeit, Bewusstheit oder Achtsamkeit im Umgang mit Menschen, Situationen, Gefühlen, eigenen und anderen Reaktionen unser Verständnis vertiefen kann.

Wenn wir das „Innehalten" mehrfach praktiziert haben, so wird es uns jedes Mal leichter fal-

---

[21] Willigis Jäger, Die Welle ist das Meer, Mystische Spiritualität, S. 124

len, in diesen Prozess einzutreten und Gefühle, Gedanken, Reaktionen „in der Schwebe zu halten", sie im Spiegel vor uns aufzuhängen und den Prozess ihrer Entstehung zurückzuverfolgen.

Diese Eckpfeiler des Dialogs basieren auf einer Haltung des Nicht-Wissens, einer lernenden Haltung.

Lernende Haltung

Bin ich interessiert, neugierig, bereit zum Lernen und bereit, meinen Standpunkt als „Wissende" hinterfragen zu lassen, bereit, meine Position infrage zu stellen, mein Verstehen zu vertiefen, und auch meine eigenen mentalen Modelle offen zu legen, wenn ich mich auf eine Begegnung, auf einen Dialog einlasse?

Diese Haltung einer Lernenden erfordert Offenheit, Anfängergeist und die Bereitschaft, mir einzugestehen, dass ich nichts wirklich weiß. Eine solche Lernhaltung ermöglicht es, genug offenen Raum zu schaffen, um unsere alten Denk- und Verhaltensmuster in Frage zu stellen. Der Zen-Meister *Shunryu Susuki* hat es so formuliert: *„Im Anfängergeist gibt es viele Möglichkeiten. Im Geist des Experten gibt es wenige."*

Diese lernende Haltung wird zur Grundlage meines Interesses am anderen, am Du.

Weitere Kernfähigkeiten

Zur Unterstützung des Dialogs in einer Gruppe hat sich die Arbeit mit dem Konzept der „Kernfähigkeiten" als hilfreich erwiesen.

Kernfähigkeiten im Dialog

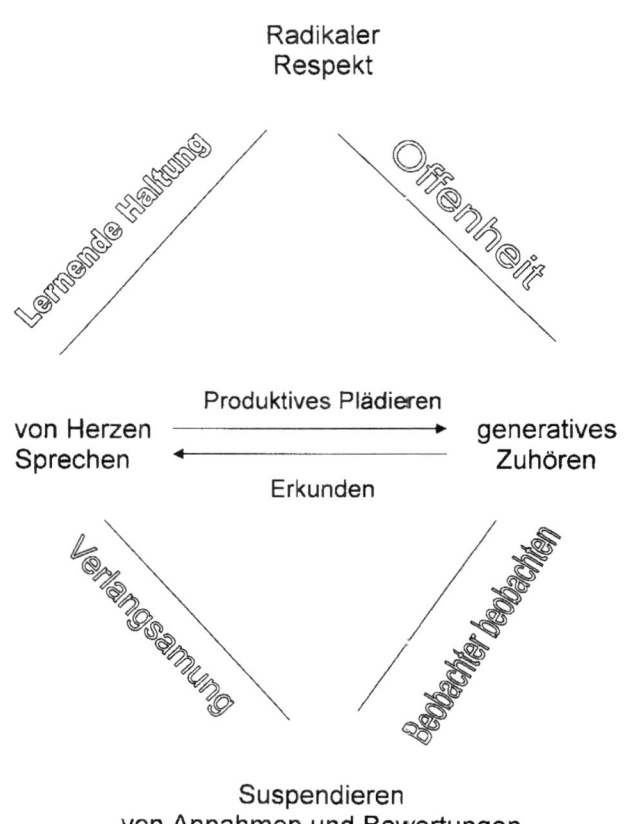

Radikaler
Respekt

Lernende Haltung

Offenheit

Produktives Plädieren

von Herzen
Sprechen

generatives
Zuhören

Erkunden

Verlangsamung

Beobachter beobachten

Suspendieren
von Annahmen und Bewertungen

Abb. 4: Beziehung der Kernfähigkeiten

Diese Abbildung der Beziehung zwischen den Kernfähigkeiten entstand u. a. durch das Gespräch mit *Peter Garrett*, der in England mit *David Bohm* zusammen arbeitete und reiche Erfahrungen mit Dialogarbeit in Gefängnissen gesammelt hat – sowie durch die Darstellung der vier „Eckpfeiler" in *William Isaacs* Buch „Thinking together". Gäbe es die Möglichkeit einer mehrdimensionalen Abbildung, so hätte die *Achtsamkeit* für mich ihren zentralen Raum in der Mitte. „Produktives plädieren" und „erkunden" sind die nach außen gerichteten Kommunikationsqualitäten, in denen diese Haltung zum Ausdruck kommt.

Wenn wir mit einer neugierigen, interessierten, nicht be-lehrenden sondern „lernenden Haltung" anderen gegenübertreten, wird dieser *Respekt* unser Sprechen beeinflussen.

Ein Gleichgewicht zwischen dem *Sprechen* und *Hören* basiert auf dem *Erkunden* der anderen Position und einer Artikulation, die sich um *Produktivität* bemüht, mehr den *Denkprozess* betont, als nur das *Denkprodukt* präsentiert. Das *Suspendieren* unserer Meinung gelingt eher in einem Prozess, der durch entsprechende Vereinbarungen und Rituale bewusst *verlangsamt* wird.

Wir können unser Zuhören fruchtbarer werden lassen, wenn der Respekt gegenüber anderen auf *Offenheit* basiert, die wir neuen, anderen, vielleicht auch konträren Positionen entgegenbringen.

Wenn wir unsere Meinung beim Zuhören zurückstellen und suspendieren können, ermöglichen wir uns die *Beobachtung* unserer eigenen Reaktionen, unserer eigenen Reaktivität.

Offenheit

Der Dialog braucht Offenheit. Nach *Bohm* entsteht Offenheit, wenn zwei oder mehrere Personen bereit sind, sich voreinander von ihren eigenen Überzeugungen zu lösen. Erst dann sind sie bereit, einander ihre Denkweisen mitzuteilen, und offen dafür, ihr Denken vom anderen beeinflussen zu lassen. Um sich zu öffnen, müssen die Dialogpartner Vertrauen darauf haben, in dem Gespräch weder körperlich noch emotional, noch psychisch verletzt zu werden.

Verlangsamung

Es ist ein wichtiger Aspekt des Dialogs zu erkennen, wann wir was aus dem Gedachten, aus dem alten „Wissens"-Vorrat heraus, blitzschnell abrufen, welche Impulse in uns hochkommen, und dies zu thematisieren. Ohne diesen Verlangsamungsprozess, der durch die Einführung eines Redeobjektes unterstützt werden kann, sind wir kaum in der Lage, die Bedeutung des Gedachten und seine Wirkung im Kontext unseres Verhaltens aufzuspüren.

Die „äußere" Verlangsamung durch Rituale und Vereinbarungen ist vielleicht nicht so wichtig wie die „innere", die im dialogischen Denken zum Beispiel durch das „Suspendieren von Bewertungen" unterstützt wird. Auch die erkundende Haltung, das Entgegenbringen radikalen Respekts, das Beobachten des Beobachters in uns haben eine „innere" Verlangsamung des Denkprozesses zur Folge. Was dabei helfen kann, unabhängig zu werden von den dominierenden Programmen, sich kreativer neuen Aspekten der Welt öffnen zu können und neu zu denken (*thinking*).

Produktives Plädieren

Es gilt, offen die eigenen und fremden Ansichten einander gegenüber zu stellen und das Gegenüber zur Teilnahme an eigenen Standpunkten, Erfahrungen, Perspektiven einzuladen. Die wesentliche Botschaft eines produktiven Plädierens liegt in folgender Haltung: „Ich kann die Situation nur aus meiner Perspektive sehen, die begrenzt ist durch meine Filter und mein ‚mentales Modell'. Ich glaube nicht, dass meine Sichtweise die einzig mögliche ist, um das zu erklären, was los ist." Produktives Plädieren bedeutet, den eigenen Denkprozess deutlich zu machen und nicht ein fertiges Denkprodukt zu präsentieren.

Eine erkundende Haltung üben

Da in unserer Kultur sehr viel Wert auf „Wissen" gelegt wird und Fragen als Zeichen von Dummheit oder Zudringlichkeit gelten könnten, sind wir nicht gewohnt, einfache, aufrichtige Fragen häufiger zu stellen. Die einfache Aussage: „Ich weiß nicht, aber ich möchte gern etwas darüber erfahren" – in einer Haltung von Neugierde, Achtsamkeit und Bescheidenheit, kann optimale Lernmöglichkeiten eröffnen. Im Dialogprozess gibt es keine „verbotenen" Fragen, die auf Dummheit oder mangelndes Taktgefühl schließen lassen. Erkundende Fragen stehen im starken Kontrast zu künstlichen, rhetorischen Fragen, hinter denen sich Feindseligkeit oder Aggressivität verbergen. Behauptungen, die lediglich der Kaschierung von Höflichkeiten und Inkonsequenzen dienen, begrenzen den Erkundungsprozess im Dialog ebenso, wie die Sucht nach schnellem Einverständnis hinderlich für wirkliches Verständnis oder das Entstehen neuer Sichtweisen sein kann.

Die Beobachterin, den Beobachter beobachten

Der Reflexion des Denkprozesses wird besondere Beachtung geschenkt, um die Gedanken und die Annahmen und Glaubenssätze, auf denen unser Denken basiert, wahrzunehmen. Auch für unsere körperlichen Reaktionen diesen inneren Beobachter zu entwickeln, ist eine unserer zentralen Aufgaben im Dialog. Unser Denken und Handeln anderen gegenüber wird unbewusst auch davon gesteuert, welche Erinnerungen, Gefühle und Bilder sie bei uns auslösen. Diesen Überzeugungen und Haltungen, die unterschwellig unsere Interaktionen und Handlungen bestimmen, gilt es, auf den Grund zu gehen. *Bohms* These ist: „Beobachtete Gedanken verändern sich." Wenn Menschen diese Disziplin gemeinsam üben, vertieft sich der Gruppenzusammenhalt im Container, und die Teilnehmenden beginnen, gemeinsam Neues zu entwickeln, Ungedachtes zu denken, anstatt Einzelideen oder wohlbegründete Ansichten gegeneinander zu stellen.

Gelungene Lebendigkeit

Nicht Perfektionierung einer Begegnung, nicht Perfektionierung des Dialogs ist das Ziel, sondern Raum zu schaffen für Menschliches in der Begegnung. Für die Begegnung mit meinem Gegenüber heißt es, nicht mit Bildern zu kommunizieren, die ich mir von ihm gemacht habe, nicht die eigenen Vorurteile zu bestätigen, sondern für andere Wirklichkeiten offen zu sein. Wenn ich mir diese Offenheit für Unentdecktes, für Unbekanntes bewahre, kann der „Zwischenraum" in der menschlichen Begegnung zum Schatz werden, die Begegnung zur Schatzsuche, anstatt zur Fehlerfahndung. In diesem Raum kann der Fehler zum „Helden" werden, weil wir durch ihn lernen können, neu hinzuschauen und weitere Fragen zu stellen, neue Perspektiven einzunehmen und aus alten Mustern auszubrechen und so die Versöhnung mit dem Fehlerhaften, Unvollständigen zu ermöglichen. Vielleicht liegt gerade in diesem Spannungsfeld die Möglichkeit, Räume zu schaffen und Kraft zu schöpfen, um die Fehlerhaftigkeit nicht verschämt zu verstecken, sondern die Halbheit zuzulassen, das Unvollkommene zu genießen, weil es das Menschliche ist. *Fulbert Steffensky*, Theologe in Hamburg, nennt es die Aussöhnung mit der „Gelungenen Halbheit":

„Die Süße und Schönheit des Lebens liegt nicht am Ende, im vollkommenen Gelingen und in der Ganzheit. Das Leben ist endlich, nicht nur weil wir sterben müssen. Die Endlichkeit liegt im Leben selber, im begrenzten Glück, im begrenzten Gelingen, in der begrenzten Ausgefülltheit ...Souverän wäre es, die jetzt schon mögliche Güte des Lebens anzunehmen und zu genießen, das Halbe nicht zu verachten, nur weil das Ganze noch nicht möglich ist.

... Wenn man auf diese Weise der Endlichkeit fähig wäre, dann würde beschädigtes Leben nicht so maßlos irritieren. Wer nur Ganzheiten erträgt, gerät in Panik, wenn er die Lebensverletzungen wahr-

nimmt, wenn Beschädigte in sein Schwimmbad wol-
len, wenn er Behinderte wahrnimmt, wo er sich doch
endlich das Paradies versprochen hat – auf Mallor-
ca, auf Capri oder auf Teneriffa." (S. 48)

Erlauben wir uns diese Gelassenheit und freunden uns zugleich mit unserer Unvollkommenheit an,
vielleicht können wir Begegnungen dann als Zeichen
von Lebendigkeit genießen, wie es der amerikani-
sche Poet *Josef Campbell* beschreibt:

Die Leute sagen,
dass wir alle nach einem Sinn des Lebens suchen.
Ich glaube nicht,
dass es das ist, was wir suchen.
Ich glaube, was wir suchen,
ist eine Erfahrung des Lebendigseins,
so dass unsere Lebenserfahrungen auf der rein phy-
sischen Ebene
in unserem Innersten nachschwingen
und wir die Lust,
lebendig zu sein,
tatsächlich empfinden.[22]

---

[22] (Joseph Campbell, The Hero with a Thousand Faces) In 1924, while on a
steamship journey to Europe with his family, Joe met and befriended Jiddu
Krishnamurti, the young messiah-elect of the Theosophical Society, thus begin-
ning a friendship that would be renewed intermittently over the next five years.

Literatur

David Bohm: Der Dialog, Klett-Cotta, Stuttgart, 1999

Martin Buber: Das dialogische Prinzip, Lambert Schneider im Bleicher Verlag, Gerlingen, 1992

Pierro Ferrucci: Werde was du bist, Rowohlt, 1986

Hartkemeyer, Martina und Johannes F., Dhority, L. Freeman: Miteinander denken – Das Geheimnis des Dialogs, Klett-Cotta, Stuttgart 2001

William Isaacs: Dialog als Kunst gemeinsam zu denken, Edition Humanistische Psychologie, 2002

Willigis Jäger: Die Welle ist das Meer, Mystische Spiritualität, Herder, Freiburg 2000

Fulbert Steffensky: Ganzheit im Fragment, in: Helga Egner: Heilung und Heil, Walter Vlg, Düsseldorf, Zürich 2003

Anne Tyler: Atemübungen, Fischer, Frankfurt a.M. 1995

Friedemann Schulz von Thun: Miteinander reden. Bd. 3, Das innere Team, Rowohlt, 1998

Michael Ende: Momo oder Die seltsame Geschichte von den Zeit-Dieben und von dem Kind, das den Menschen die gestohlene Zeit zurückbrachte, Tinemanns, Stuttgart 1973

Peter Senge et.al.: Das Fieldbook zur fünften Disziplin, Klett-Cotta, Stuttgart 1997

Fragen an Martina Hartkemeyer

Wenn ich versuchen möchte, diese Form des Dialogs zu leben – vor allem bei Diskussionen im geschäftlichen Bereich –, da ist man ja schnell weg vom Fenster, weil man sich nicht genügend durchsetzt, vor allen Dingen auch als Frau. Gibt es Methoden, wie man diesen Dialog auch in Diskussionsrunden, wie man sie aus der Wirtschaft kennt, hineintragen könnte?

Ich denke nicht, dass ich Ihnen ein Rezept oder eine Methode nennen kann. Natürlich gibt es Möglichkeiten, zum Beispiel, dass ich Interesse am anderen signalisiere – also versuche, etwas von dem zu leben, was für mich am Dialog wichtig ist – und dadurch die Qualität des Gespräches auch beeinflusse.

Was für mich aber eine Falle, eine Sackgasse ist: Wenn ich mit der Haltung herangehe, dass der andere sich zunächst ändern muss, damit sich die Qualität unserer Beziehung oder des Gesprächs oder die Gesamtsituation ändert. Denn ich habe natürlich weder die Möglichkeit noch die Berechtigung zu erwarten, dass andere Menschen sich ändern. Das einzige Werkzeug, mit dem ich umgehen und arbeiten kann und auf das ich mich – mehr oder weniger – verlassen kann, bin ich selbst: Die Art und Weise, wie ich präsent bin; wie ich versuche, auch meine Grenzen deutlich zu machen; zu sagen, dass ich vielleicht mit irgendetwas nicht gut klar komme, wenn mir jemand auf eine Art und Weise begegnet, die ich für mich absolut nicht akzeptabel finde. Das auch zu formulieren.

Also, um es auf eine Kurzformel zu bringen: So authentisch zu bleiben, wie es mir möglich ist, innerhalb der Grenzen, die für mich notwendig sind. Gut auf mich selbst zu achten. Das ist immer notwendig, auch im Vorfeld von schwierigen Gesprächen. Es ist notwendig, dass ich mir diese Kraftquellen erschließe, von denen *Klaus Platsch* auch sprach, und nicht mich selbst durch mein Engagement, durch die Verpflichtungen, die ich mir auferlege, so erschöpfe, dass ich sehr schnell ein leichtes Opfer von schwierigen Situationen werde und aus der Balance gerate in Situationen, die meine ganze Präsenz erfordern.

Mir stellt sich die Frage, ob eigentlich jeder Mensch dialogfähig ist. Setzt das nicht eine in sich ruhende und reife Persönlichkeit voraus? Wie weit ist es als Voraussetzung erforderlich, erst einmal von seinen eigenen „Wichtigkeiten" zu lassen? Und ist dann Dialogfähigkeit nicht letztendlich erst am Ende eines inneren Prozesses möglich?

Sicherlich ist die Idee, die dahinter steckt – also meine eigene Dialogfähigkeit zu entwickeln – ein lebenslanger Prozess. Wenn ich aber annehme, dass jeder Mensch im Prinzip das Potential in sich trägt, diese Möglichkeiten des Aufeinanderzugehens und der Begegnung auch zu leben, dann würde ich die Frage ein klein wenig anders stellen: Wie kann ich Bedingungen schaffen, unter denen Menschen die Möglichkeit haben, sich so zu begegnen? Ich selbst arbeite relativ wenig mit Organisationen und Unternehmen – bis auf den Schulbereich –, sondern stärker im interreligiösen und interkulturellen Bereich, wo ja sehr starke Bilder von *dem anderen*, der anderen Gruppe, existieren. Dort kann ich im Dialog versuchen, diese Bilder – das, was *Martin Buber* „Scheingestalten" nennt – aufzulösen und dadurch eine etwas andere Perspektive zu ermöglichen. Und manchmal ist das schon ein erster Zugang, um eine andere Qualität zu ermöglichen.

In der ärztlichen Praxis haben wir zum Teil zehn, zwanzig, dreißig Patienten an jedem Morgen und müssen uns ständig umstellen. Auf der anderen Seite heißt es immer, der Arzt höre zu wenig zu. Aber gleichzeitig überlegt man ja schon im Hintergrund, was man therapeutisch machen kann. Und dann die Frage: Wo beginnt die Zeit des Schweigens, des Wartens, und wann die der Therapie? Es ist eine unglaubliche Diskrepanz, sich in dieser kurzen Zeit umzustellen und gleichzeitig allen Erwartungen gerecht zu werden.

Ich beneide Sie auch durchaus nicht. Als ich mit dem Abitur fertig war, hatte ich eigentlich überlegt, Medizin zu studieren. Da mein Mann aber damals schon als Landwirt tätig war und seinen Hof nicht aufgeben wollte, habe ich mich pragmatischer Weise für die Biologie entschieden. Vielleicht hatte das ja so seinen Sinn. So bin ich auf Umwegen beim Dialog gelandet.

Ich glaube, dass die Anforderungen an einen Mediziner, eine Medizinerin, als ärztlichen Berater oder Beraterin enorm hoch sind. Die Hilfestellung, die ich mir selbst als Arzt oder Ärztin geben kann, ist auch hier, gut darauf zu achten, dass ich mich nicht zu sehr in diese Dynamik hineinziehen lasse. Natürlich können wir die Rahmenbedingungen nicht ändern. Wenn Sie jedem Patienten eine Stunde zur Verfügung stellten anstatt der zehn Minuten, die von der Kasse erstattet werden, müssten Sie wahrscheinlich bald Pleite machen. Auch hier ist eine gewisse Spannung auszuhalten zwischen dem, was an Anforderungen von außen da ist, und was ich selbst einbringen kann.

Wenn ich noch eine weitere Frage anschließen darf: Wenn ich mit einem Menschen spreche, der zum Beispiel nur Fußball oder Golf spielen im Kopf hat – ohne dies nun abzuwerten –, ist es jedoch sehr schwer, sich auf ihn einzustellen. Da ist einfach keine andere Basis da. Da gibt's keinen Dialog, sondern eine Fixierung. Wie kann man sich auf einen solchen sehr einseitig orientierten Menschen einstellen?

Ich glaube, auch da liegt die Essenz darin, ihn nicht ändern zu wollen. Wenn ich das Gefühl habe, er müsste sich eigentlich weniger für Fußball interessieren, weil ihm das nicht gut tut – ich bin auch nicht unbedingt Fußballfan, aber ich kenne durchaus Leute in meinem Bekanntenkreis, die das total spannend finden –, da loszulassen von diesem Bild, das erleichtert mir einiges. Ihn oder sie so zu lassen, wie sie sind, und sie nicht wieder einem Bild zu unterwerfen, von dem *ich* meine, dass es besser wäre. Denn letzten Endes leben diese Menschen, von denen ich meine, dass sie eigentlich nicht so sind, wie es ihnen gut täte, ja auch in einer Umgebung, von der ich gar nicht weiß, wie es für sie wäre, wenn sie da so wären, wie ich meine, dass sie sein sollten. Vielleicht kriegen sie dann viel mehr Probleme in ihrem Umfeld, als ich mir überhaupt vorstellen kann.

Ich möchte dazu ergänzen: Wenn man dreißig Patienten am Tag hat, kann man nicht erwarten, dass man da große Gespräche führen kann. Man muss einfach für sich entscheiden, was einem wichtig ist, was einen befriedigt und wo die Prioritäten liegen. Und wenn ich jemand schon darauf festlege, dass er festgelegt ist, dann lege ich mich selbst auch fest und packe ihn in einen Kasten. Dann ist Freiraum für Entwicklung nicht mehr möglich.

Ja. Dieser Aspekt der Entwicklung ist wiederum für mich ein sehr tröstlicher. Wenn ich davon ausgehe, dass ich selbst in meiner Unvollkommenheit – die ich zu genießen ja vorhin aufgefordert habe – nicht verharren muss, sondern dass ich auch entwicklungsfähig bin, und dass ich diese Hoffnung auch für andere Menschen habe, dann ist das ein sehr optimistischer Blick, der auch diese Entwicklung, auf die es mir ankommt, ermöglichen kann.

Ich habe folgende Anregung. Vorhin habe ich überlegt: „Was hast du jetzt davon, dass du dich mit dem Thema Dialog auseinandersetzt?" Diese Frage taucht eben aus diesem Zwiespalt in der ärztlichen Praxis heraus auf, den ich auch manchmal so empfinde oder empfunden habe. Mir eröffnet sich ein

105

großes Feld, wenn ich denke, wir können unter uns Kollegen und Kolleginnen und in unserem Miteinander in den verschiedenen Fachrichtungen ganz viele neue Entwicklungen bewirken, wenn wir uns auf Dialog einlassen. Ich denke, dass da noch am meisten Entwicklung möglich ist, wenn wir bereit sind zu sagen: „Nicht gegeneinander!" Das spielt sich tausendfach zwischen den ärztlichen Praxen in einem kleinen Ort ab. Ich habe das „live" bei mir zu Hause, wo die Kollegen, die Inneres machen, den Kollegen bekämpfen, der Chiropraktik macht, und der bekämpft den Akupunkteur und so weiter. Ich denke, dass unsere Chancen darin liegen, neue Wege für uns, für unsere Medizin, für die Gesundheit der Patienten im Dialog mit den Kollegen zu eröffnen. Dass das vielleicht das entwicklungsfähigste und für die Gesundheit der Menschen am ehesten hilfreiche Feld des Dialogprozesses sein könnte.

Sie sprechen einen sehr wichtigen Aspekt an, auf den ich noch nicht eingegangen bin. Es ist sicherlich auf den ersten Blick nicht unbedingt einleuchtend, warum zum Beispiel die Kellogg-Stiftung 300 000 Dollar in die Erforschung des Dialogs investiert und warum sich das Massachusetts Institute of Technology (MIT), das uns sonst eher aus technologischer Hinsicht als wissenschaftliches Institut bekannt ist, für Dialog interessiert. Die Hoffnung geht in etwa dahin – was ich auch hinter Ihrer Frage vermute –, dass wenn Menschengruppen, Organisationen oder Unternehmen in einer anderen Weise miteinander kommunizieren, sie sich auch Potentiale erschließen können. Potentiale an Kreativität, an Entwicklungsfähigkeit, die sie sich verschließen, wenn ihre ganze

Energie in dieses Gegeneinander geht. Wenn die ganze Energie dahin geht, sich abzugrenzen, sich zu vermauern, zu verteidigen, seine Positionen zu stabilisieren. Das war der Hintergrund des Projektes am MIT. Ein Bereich dieses Projektes betraf zum Beispiel das Gesundheitswesen. Da ging es um die Zusammenlegung bzw. die Konkurrenz zwischen zwei Krankenhäusern an einem kleinen Ort. Sowohl die am Krankenhaus arbeitenden wie die niedergelassenen Ärzte, Krankenschwestern, Personen aus dem Gesundheitswesen, dem Kassenbereich wurden eingeladen und über zwei Jahre miteinander in einem Prozess begleitet, um genau an diese Punkte noch einmal hinzuschauen: Was macht eigentlich Konkurrenz? Was wird in diesem Konkurrenzverhalten an destruktiver Energie in das ganze System freigesetzt? Und wo könnten vielleicht auch andere Möglichkeiten liegen?

Das ist ganz wichtig, gerade im KV-Wesen und unter den Ärzten, wie die Kollegin gerade sagte: Es wird immer von Vernetzung gesprochen, doch kein Mensch ist dialogfähig. Wir müssten eigentlich erst einmal anfangen, den Dialog zu üben, und dann könnten wir uns vernetzen.

Ich meine, es liegt sehr viel daran, wie ich zum Dialog stehe. Ich denke da zum Vergleich an die Gnostik: Da gab es die Gnostiker und die Pistiker. Die Gnostiker waren die Wissenden und die Pistiker die nur Glaubenden. Ich muss vielleicht runter von diesem hohen Ross, dass ich der Gnostiker bin, der eben weiß, wie der Dialog zu führen ist. Und der andere, dem unterstelle ich, er wisse es eben nicht.

Ich denke, es ist ein Stück Bescheidenheit, wenn ich frage: „Bin ich denn dialogfähig?" Und nicht: „Ist der andere dialogfähig?" Wenn ich nicht dialogfähig bin, wie kann dann der andere in den Dialog eintreten? Ich muss mich selber immer fragen: „Bin ich es überhaupt, kann ich das überhaupt?" Wenn ich es nicht kann, dann muss ich mich auch fragen lassen, ob ich es dem anderen zumuten kann, dass er es kann.

Ja, da stimme ich Ihnen vollkommen zu. Wie gesagt, wenn ich das Werkzeug bin, das es eigentlich zu vervollkommnen gilt, und wenn ich daran arbeite und diesen Ansatz verfolge, dann ist relativ sicher, dass das nicht ohne Wirkung bleibt.

Haben Sie Erfahrungen mit Gesprächen zwischen verfeindeten Parteien, und falls ja, wie beginnen Sie ein solches Gespräch?

Ich habe nur ein bisschen Erfahrung damit. Beispielsweise bin ich eingeladen worden, einen Dialogversuch zwischen Vertretern von Gentechnikfirmen und Bürgerinitiativen an der evangelischen Akademie Loccum zu begleiten. Sie können sich vorstellen, dass dort die Bilder voneinander relativ klar waren und die gegenseitige Liebe nicht besonders groß war, und es war sicherlich auch schon durch den vorausgegangenen Prozess, den einige der Anwesenden miteinander erlebt hatten, zu Verletzungen gekommen.

Natürlich ist es da notwendig, zunächst einmal von sämtlichen Erwartungen Abstand zu nehmen, die

man eigentlich an ein solches Gespräch hat. So laute-
te auch eine unserer ersten Vereinbarungen, dass
nichts dabei herauskommen muss, sondern dass wir
einfach das Experiment miteinander versuchen wollen, uns auf eine andere Gesprächskultur einzulassen.
Sozusagen im Gegenzug für Ihre Bereitschaft habe
ich ihnen dafür versprochen, dass sie sicherlich auch
in anderen Bereichen persönlich davon profitieren
könnten, in familiären oder in anderen Beziehungs-
feldern zum Beispiel. Was ja auch immer attraktiv
ist, weil man Vater und Mutter oder Kinder hat, oder
einen Partner oder eine Partnerin. Und wenn man
sich schon nicht mit den Leuten von der Bürgerinitia-
tive unbedingt längerfristig zusammensetzen will,
kann man ja vielleicht für andere Bereiche davon
profitieren. Es ist immerhin dazu gekommen, dass
sich diese Gruppe dreimal getroffen hat. Das war
damals für die Akademie Loccum schon ein erster
Erfolg. Einige andere Versuche, zu Gesprächen zu
kommen, wurden einfach abgebrochen; die Leute
sind gegangen und nicht wieder gekommen. Ich hätte
durchaus auch Hoffnung, dass wir zu einer anderen
Qualität kämen, wenn man das weiterführen könnte.
Aber es gibt dafür natürlich keine Garantie.

Eine der Konsequenzen, die in einem Bereich
deutlich wurden, der auch vom MIT-Projekt damals
begleitet wurde, war: Wie schwierig es ist, von der
Gruppe der Personen, die konkret an diesem Dialogprozess teilgenommen hat, wieder den Transfer-
Schritt zu ihrer Klientel zu schaffen, die ja nicht
anwesend war. Ich denke da z. B. an einen Dialog,
der zwischen Gewerkschaftsvertretern und Vertretern
des Managements in einem großen Stahlkonzern

geführt wurde, wo dann bei der nächsten Wahl einfach diese Gewerkschaftsvertreter abgewählt wurden. Sie hatten es zwar geschafft, nach langen Vorbereitungen ins Gespräch mit dem Management zu kommen, wurden aber einfach nicht wieder gewählt, weil der Transfer zu ihrer Klientel – die Vermittlung dessen, warum da Vertrauensvorschuss von ihrer Seite gegeben worden war – nicht geklappt hat. Sie wurden teilweise als Verräter an der eigenen Sache diskreditiert. Es ist ein sehr komplexes Feld, wo auf viele Dinge geachtet werden muss.

Was ich als Kernaussage verstanden habe, ist, dass ein Dialog nur dann stattfinden kann, wenn auch eine echte Zuwendung da ist. Was auch gestern hier angeklungen ist: Den Raum zu öffnen, wirklich die andere Person oder die andere Partei so zu sehen, wie sie ist. Ich erlebe es dabei hilfreich, auf die Bedürfnisebene zu gehen und festzustellen, dass hinter diesen ganzen Strategien dieselben Bedürfnisse stehen. Das ist der Punkt, an dem man sich wieder begegnen kann.

Ich bin Ihnen sehr dankbar, dass Sie diesen Aspekt ansprechen. Ich habe selbst vor einiger Zeit an einer Fortbildung bei *Marshall Rosenberg* teilgenommen, einem amerikanischen Psychologen, der das Konzept der so genannten „nonviolent communication", der gewaltfreien Kommunikation, entwickelt hat. Er hat ein sehr schönes Buch dazu geschrieben, das es mittlerweile in Deutsch unter dem Titel „Gewaltfreie Kommunikation" bei Junfermann gibt.[23] Es gibt jetzt auch ein Trainingsbuch dazu mit ganz vielen tollen Übungen, um die eigene Selbstwahrnehmung zu schulen. *Rosenbergs* Idee ist, dass wir letztlich schon in dem Moment Gewalt anwenden, in dem wir nicht mehr den Unterschied zwischen unserer Beobachtung von einer Situation und der eigenen Bewertung dieser Situation machen. Also jedes Mal dann, wenn ich einen Menschen in ein von mir gemachtes Bewertungsschema presse, tue ich ihm eigentlich schon Gewalt an. Daher der Begriff der gewaltfreien Kommunikation. Sie basiert für ihn darauf, immer wieder hinzugucken, was eigentlich meine Bedürfnisse in einem Gespräch sind. Mir hat das sehr geholfen.

Er hatte an diesem Wochenende z.B. eine alltagspraktische Hilfe vorgeschlagen, wie ich mit Gesprächssituationen umgehen kann, die unbefriedigend verlaufen sind. Ich erlebe immer wieder meine eigene Unvollkommenheit und dieses Anecken an meinen Grenzen, dass ich mit bestimmten „Lernpartnern", um es positiv auszudrücken, immer wieder in eine Sackgasse gerate. Seinen Blick auf solche Situationen fand ich sehr hilfreich: Sich aufzuschreiben, wie diese Situation gelaufen ist, was in diesem Gespräch gewesen ist, um sich die Frage zu stellen, welches meiner Bedürfnisse nicht erfüllt worden ist. Warum habe ich da so reagiert, wie ich reagiert habe? Nicht, um mich zu verurteilen, dass ich es nicht richtig gemacht habe, nicht gut genug gemacht habe. Sondern nur um hinzuschauen: Was hätte mir gefehlt? Was hätte ich noch gebraucht in diesem Mo-

---

[23] Marshall B. Rosenberg: Gewaltfreie Kommunikation, Junfermann Vlg., 2001

ment, um anders darauf eingehen zu können? Um diesem Menschen souveräner, gelassener, liebevoller oder vielleicht auch klarer in der Abgrenzung – das kann ja durchaus manchmal notwendig sein – begegnen zu können?

Ein solcher Blick nimmt zunächst einmal mich und meine Bedürfnisse so ins Visier, dass ich dann, wenn ich gut für mich gesorgt habe, auch besser reagieren kann. Um dann auch besser auf den anderen zu schauen: Was hätte meiner Meinung nach – das sind ja dann Hypothesen – vielleicht die andere oder der andere gebraucht? Was wären vielleicht ihre unerfüllten Bedürfnisse gewesen, die ich nicht gesehen habe?

Ich möchte etwas zur Dialogfähigkeit in hierarchischen Strukturen sagen. Vor einigen Tagen musste ich selbst zum ersten Mal in meinem Leben zur Krankengymnastik in ein sehr großes Institut. Es war die dritte Sitzung, und ich habe als Patient sehr wenig Dialogfähigkeit bei den dort arbeitenden Krankengymnasten gefunden. Ich habe da brav meine Übungen gemacht, habe mich hinterher aber eher kränker gefühlt. Ich habe gemerkt, in welcher unwahrscheinlichen Hilflosigkeit man da als Patient plötzlich ist. Obwohl ich selbst Dialogfähigkeit praktiziere und weitergebe, unterrichte – wenn ich in einer gleichberechtigten Situation bin, kann ich wunderbar dialogfähig sein, auch wenn der andere es nicht so ist. Aber in dieser Situation wollte ich einfach nur Patient sein. Ich habe nicht über Dialogfähigkeit nachgedacht, aber ich fand es fürchterlich. Ich kam nach Hause und habe mich geärgert. Wäh-

rend ich Ihnen so zuhörte, dachte ich: „Ja, was macht man da? Geht man hin und bietet denen eine Fortbildung an?" Was raten Sie, wenn man in dieser hilfloseren Position ist, und die, die einem überlegen sind, eben nicht dialogfähig sind? In solchen Machtstrukturen geht mir plötzlich jede Dialogfähigkeit ab, die ich sonst habe.

Das ist sicherlich ein herausfordernder Bereich, sich selbst in dieser hilfloseren Position zu erleben und sich dennoch davon innerlich nicht so treffen oder kleiner machen zu lassen, als es eigentlich angemessen ist. In diesem Zusammenhang gilt, was wir eben schon mal angesprochen haben: Wenn ich meine, die Strukturen müssten sich erst ändern, bevor ich mich darin wohler fühlen kann, dann werde ich ewig warten. Ich werde in der Regel nicht die Macht, die Mittel, den Einfluss haben, um diese Strukturen zu ändern. Das einzige, was ich ändern kann, ist meine Bewertung dieser Situation. Selbst wenn es objektive Daten gibt, wenn das Verhalten einer Person für mich abwertend oder aggressiv ist, ist trotzdem die Frage: Beziehe ich es direkt auf mich? Oder kann ich das als eine Äußerung dieser Person, als eine Beschreibung ihres Zustandes stehen lassen?

Dabei hilft mir ein Denkmodell von *Schulz von Thun*: das „Hören mit den unterschiedlichen Ohren". Er spricht davon, dass es in jeder Botschaft – sei es eine verbale oder eine nonverbale – unterschiedliche Aspekte gibt. Er hat dazu ein Viereck aufgemalt. Auf der einen Seite des Vierecks stehe ich, die sprechende Person. Ich offenbare dadurch, dass ich etwas sage, einen Teil von mir. Auf der anderen Seite ist das Du, der empfangende Teil. Bei ihm kommt irgendetwas an, es nimmt das in irgendeiner Form auf, als einen Appell zum Beispiel. Das löst dann bei ihm etwas aus. Die Basis des Vierecks steht quasi für eine Beziehung, die zu einer bestimmten Färbung beiträgt für diese Selbstoffenbarung und für das, was beim anderen ankommt: in diesem Fall als Appell, dass er irgendetwas tun soll. Und es gibt darüber liegend – das ist die obere Seite des Vierecks – irgendeinen Sachinhalt.

Ein berühmtes Beispiel: Frau und Mann sitzen am Steuer. Sie fahren auf eine Ampel zu. Frau fährt, Mann sitzt neben ihr und sagt: „Du, die Ampel ist grün!" Das kann ganz unterschiedlich gehört werden. Es kann auch ganz unterschiedliche Dinge von dem Sprecher, der es gesagt hat, intendieren. Das hängt sehr stark davon ab, auf welcher Beziehungsebene ich so etwas ausspreche. Ist die Beziehung sowieso schon angeknackst und hat sie als Fahrende schon mehrfach erlebt, dass sie ihm irgendetwas nicht Recht gemacht hat, dann hört sie das natürlich als Appell. Da hätten wir auf der Du-Seite: „Ich fahr' schon wieder nicht schnell genug oder mache irgendwas nicht richtig." Wenn in der Beziehung aber alles okay ist, zwischen uns kein besonderer Stress ist und er sagt: „Du, die Ampel ist grün!", dann kann ich es einfach als eine Offenbarung seines momentanen Zustandes nehmen. Er möchte mich nur darüber informieren, dass da vorne jetzt die Ampel grün ist. Vielleicht möchte er mir nur helfen, dass ich nicht in Gedanken versunken zu langsam fahre und sie auf Rot schaltet, bevor ich ankomme. Es kommt wirklich sehr stark darauf an: Wie möchte ich das hören, was der andere mir sagt? Welches „Ohr" habe ich mir jetzt „aufgesetzt"?

Marshall Rosenberg hat es in seinem Training in gewaltfreier Kommunikation noch netter, noch spielerischer formuliert. Er hat zwei Figuren ins Spiel gebracht, die unterschiedlich hören können: die Giraffe und der Wolf. Man wird mit diesen Metaphern natürlich nicht unbedingt den Tieren in ihrer Qualität gerecht. Aber manchmal hilft es einfach, z. B. bei Schulkindern, mit solchen Metaphern zu arbeiten. Die Giraffe würde immer hören, dass der andere irgendein Bedürfnis hat. Wenn z. B. die Ampel grün ist, möchte er mir helfen, dass ich gut über die Kreuzung komme. Die Giraffe ist das Tier mit dem langen Hals, mit dem Überblick, mit der Weitsicht und mit dem größten Herzen. Dieses Tier kann also mit dem Herzen hören. Dagegen liegt der Wolf immer auf der Lauer und wartet: „Was könnte er jetzt Böses damit gemeint haben? Womit will er mir jetzt wieder eine reinwürgen?"

Ich garantiere Ihnen, wenn Sie mit diesen beiden Haltungen spielen – mit den Giraffenohren und mit den Wolfsohren – dann kann jemand zu Ihnen fast alles sagen, was er will.

Natürlich können Sie immer alles als gegen sich gerichtet interpretieren. Jemand könnte auch immer irgendetwas hinter seinen Worten versteckt haben, womit Ihnen Böses geschehen soll, wo Ihnen was unterstellt wird, dass sie was nicht gut genug gemacht haben. Wenn Sie diesen Defizit-orientierten Blick behalten, dann haben Sie keine Chance, dann haben Ihr Gesprächspartner oder ihre Partnerin keine Chance, und diese Beziehung auch nicht. Wenn ich aber auch in solche Situationen, in denen ich quasi keinen Ausweg habe, weil ich in der Hierarchie weit unten bin, mit einem anderen Blick hineingehe – also wenn ich erst einmal für mich gesorgt habe, wenn ich weiß, ich kann auch meine Grenzen deutlich machen, ich lasse mich nicht zum Objekt reduzieren, sondern könnte auch sagen: „Halt, so kann ich diese Situation nicht akzeptieren! Ich brauche jetzt hier das und das, um mich wohl zu fühlen." Und wenn ich auch noch sehen kann, welche Bedürfnisse bei dem anderen da sind, dann ändert das einfach die Qualität dieser Begegnung.

Enthält auch Mediation einen Teil dieser Dialogübungen? Es machen ja inzwischen z.B. viele Juristen Mediation. Dabei müsste eigentlich Dialogschulung auch eine Rolle spielen. Ist sie ein Teil von Mediation oder entspricht sie der Mediationsausbildung?

Ich denke, die Mediation ist meist da gefragt, wo das Kind schon in den Brunnen gefallen ist, wenn es also eine Konfliktsituation zwischen Partnern gibt, die aus dieser Situation wieder herauskommen wollen. Ich kenne Leute, die sich selbst in diesem Bereich haben fortbilden lassen. Wir hatten auch schon einige bei uns in der Ausbildung. Da gibt es sicherlich Überschneidungen, in den Übungen z.B., mit denen wir versuchen, diese Qualitäten, diese Fähigkeiten, diese Wahrnehmungen zu trainieren.

Grundsätzlich ist meine Einschätzung, dass der Dialog versucht, etwas früher anzusetzen; dass also dazu auch Leute kommen, die einfach ihre grundsätzliche Wahrnehmung und ihre Fähigkeit, Dinge in der Schwebe zu halten, Annahmen und Bewertungen von Beobachtungen zu trennen, entwickeln und ihre innere Achtsamkeit schulen wollen. Diese Leute kommen mit einer Bereitschaft, sich selbst in Frage zu stellen oder anzuschauen, sich selbst zu reflektieren. Ich würde den größten Unterschied vom Herangehen, vom Ansatz her sehen.

Das heißt aber nicht, dass man Dialog nicht auch mit unterschiedlichen Gruppen versuchen kann. Ich hatte Ihnen von diesen interreligiösen Dialoggruppen erzählt. Wir sind jetzt nach Teheran eingeladen worden, um mit *Fatemi Sadre* zu arbeiten, die sich die unendliche Mühe gemacht hat, unser Buch ins Persische zu übersetzen. Es geht darum, auch andere Leute in Teheran zu schulen, um einfach Räume zu schaffen, Begegnungsmöglichkeiten, in denen Menschen anders miteinander umgehen können. Natürlich wird es da auch um solche Grenzbereiche gehen, wo Konflikte vorliegen, wo eine gemeinsame Geschichte besteht und wo es Unterschiede gibt, wo Verletzungen vorhanden sind. Wir werden sicherlich auch auf Aspekte des Mediationstrainings zurückgreifen.

Ich habe noch eine persönliche Anmerkung zur gewaltfreien Kommunikation zu machen, die ich im letzten Jahr persönlich kennen gelernt habe. Was mich daran begeistert, ist, dass dies eine sehr praktikable Möglichkeit ist, Gespräche oder auch Konflikte anders anzugehen, in dem Konflikt nach dem Muster der vier Schritte vorzugehen und einen Konflikt auch zu einer Wende zu bringen. Wobei Marshall Rosenberg *ja immer Wert darauf legt zu sagen, dass es nicht darum geht, diese Technik der vier Schritte anzuwenden. Sie kann nur funktionieren, wenn auch die innere Haltung vorhanden ist.*

In Ihren Ausführungen – diesem Überblick, den Sie die Kernkompetenzen der Kommunikation genannt haben – habe ich auch viele Elemente gefunden, die Marshall Rosenberg *ganz ähnlich vertritt. Vielleicht gibt es eine Essenz, einen Kern, der Dialog möglich macht? Dazu gehört sicherlich auch die wertschätzende Haltung oder das Mit-dem-Herzen-Sprechen, wie Sie es genannt haben.*

Ja, vielen Dank für diesen Hinweis. Ich selbst habe dieses Training der gewaltfreien Kommunikation ausführlicher kennen lernen können. *Marshall Rosenberg* arbeitet mit einem Vier-Schritte-Modell, bei dem es darum geht, zunächst einmal die Beobachtung zu benennen. Wenn ich mich in einer Konfliktsituation befinde, dann die Gefühle, die sie bei mir hervorgerufen hat, anzuschauen und auch auszusprechen. Zu schauen, welche Bedürfnisse ich habe, sie zu äußern. Und sie in eine ganz konkrete Bitte umzusetzen. Diesen letzten Schritt finde ich sehr hilfreich in seinem Modell. Dass es nicht darum geht, immer nur Vergangenheitsbewältigung zu leisten, sondern wirklich zu schauen: Was ist denn jetzt dran? Wenn ich mich mit jemandem auseinandersetze in der Art: „Als du damals das und das gesagt hast, war ich tief traurig darüber, weil mein Bedürfnis nach Respekt nicht erfüllt worden ist", – wenn ich das so stehen lasse, dann führt das nur dazu, dass der andere schuld ist, weil er irgendetwas falsch gemacht hat. Wenn ich aber den Schritt machen kann, dass ich jetzt etwas von ihm möchte – z. B. wenigstens hören möchte, wie es ihm geht, wenn ich ihm das so sage, also wieder auf die Ebene der Gegenwart komme –, dann bekommt das Ganze eine andere Qualität.

Ich bin Ihnen auch sehr dankbar, dass Sie diese Falle angesprochen haben. Wir sind immer wieder am Überlegen, in welcher Form wir in Seminaren mit solchen methodischen Übungen arbeiten sollen. Die Gefahr ist einfach, dass Leute nach Hause gehen, ihr Vier-Schritte-Modell im Kopf haben und in den nächsten Konflikt mit dem Anspruch hineinmarschieren: „Ich habe das jetzt gelernt, ich weiß, wie man das löst." Wenn ich mit dem Gedanken einer Methode im Kopf an einen Menschen herantrete, dann fühlt der sich natürlich manchmal zum Objekt dieser Methode reduziert. Dann habe ich unter Umständen genau das Gegenteil von dem erreicht, was ich wollte. Es findet keine Begegnung mehr statt auf der Ebene von Mensch zu Mensch. Wenn ich weiß, wie man es richtig macht, und es an dem anderen ausprobiere, ist gerade diese Qualität verloren gegangen. Da ist es notwendig, noch einmal auf den Unterschied zwischen Haltung und Methode zu gucken.

Ich wollte noch einmal das Beispiel der Kollegin aufgreifen, die aus der Krankengymnastik-Praxis kränker herauskam, als sie hineingegangen war. Sie haben ihr den Tipp gegeben, sie solle es sich mit Giraffenohren anhören. Aber wäre es nicht wichtig, dass sie beim nächsten Mal in irgendeine Art von Dialog mit den Leuten eintritt? Sie muss ja wahrscheinlich noch siebenmal hingehen, und sie tut das ja jedes Mal mit einem schlechten Gefühl und dem Wissen: „Ich weiß etwas, aber die wissen es eben nicht." Ich glaube es wäre doch wichtig, dies in diese Institution hineinzutragen – und wenn sie nur kundtut, dass sie unzufrieden war. Dann kommt man in einen weiterführenden Dialog. Ich glaube, da müsste noch etwas folgen.

Meine Antwort vorhin war sicherlich nicht ganz befriedigend. Vielleicht ist gerade in diesem Zusammenhang der methodische Schritt hilfreich, den Sie eben genannt haben: Wirklich hinzuschauen, welches meiner Bedürfnisse nicht befriedigt worden ist. Warum habe ich mich da eigentlich so unwohl, so untergeordnet gefühlt? Was für eine konkrete Bitte könnte ich äußern? Was könnte ich von den anderen brauchen, damit ich mich anders fühle?

Ich habe zu dem Musikbeispiel, das wir vorhin erlebt haben, eine Frage: Gibt es diese Art der Kommunikation als eine Erweiterung Ihres Dialogbegriffs? Ich habe dieses Musikstück als einen averbalen Dialog empfunden, einen Dialog des Schweigens oder der Atmosphäre. Es gibt da schon ganz viel an Wahrnehmungen. Sind diese Formen in Ihrem Projekt, in Ihrer Forschung auch enthalten oder beschränken Sie sich auf das Wort?

Wunderbar, dass Sie diese Frage noch stellen. Ich hatte ganz vergessen, Ihnen von unseren nonverbalen Möglichkeiten zu erzählen. Wir haben gemeinsam mit *Freeman Dhority* zehn Kernfähigkeiten im Dialog formuliert und beschrieben und auch mit Beispielen und Geschichten unterlegt. In einem unserer allerersten Seminare war der Bildhauer *Werner Ra-*

tering anwesend, der meinte: „Mir ist das Ganze zu sehr verbalisiert. Ich bin Künstler, ich möchte das noch einmal auf einer anderen Ebene zu erfassen versuchen." Und er hat zehn Bilder zu diesen Begriffen entworfen, mit denen ich unglaublich gerne in meinen Seminaren arbeite. Ich kann den Teilnehmenden anhand dieser Bilder einfach einen anderen Zugang zu der Qualität, die damit gemeint ist, ermöglichen. Sehr schön geht das auch in gemischtsprachigen Gruppen oder im interkulturellen Dialog mit verschiedensprachigen Teilnehmern, wo die Übersetzung immer auch eine Reduzierung und Veränderung mit sich bringt. Wenn ich das dann von der nonverbalen Ebene anschauen kann, erschließe ich noch einmal andere Zugänge.

Werner Ratering, der als Künstler natürlich eine gewisse Autonomie für sich in Anspruch nimmt, hat für sein Postkarten-Set diese Kernfähigkeiten zu einem Zwölfer-Zyklus weiterentwickelt. Er hat noch die Begriffe Empathie und Verbundenheit mit dazugenommen sowie zwölf Gedichte, die diesen Zyklus noch einmal verbal, aber von einer eher poetischen Ebene her darstellen.

Die Umsetzung in Sprache und Reduzierung auf Begriffe bedeutet immer eine Vereinfachung. Teilweise ist aber auch das eine in dem anderen enthalten. Es sind Hilfskonstrukte, die uns ermöglichen, das Ganze aus verschiedenen Perspektiven zu sehen. Aber es ist ja nicht *die* Wahrheit und *die* Wirklichkeit des Dialogs, die wir damit abbilden können.

Die klassische Physik beruhte auf der Illusion, dass wir die Welt beschreiben können, ohne von uns selbst zu sprechen.

Werner Heisenberg

Naturwissenschaft und Spiritualität

Hans-Peter Dürr

Es gehört schon etwas Mut dazu, einen Naturwissenschaftler zu einer solchen Tagung einzuladen.
Die Naturwissenschaft war mein Zentralthema, das
ist richtig. Ich habe 50 Jahre über Materie gearbeitet,
also genau am anderen Ende der Thematik, für die
Sie sich hier engagieren. Es wird der Inhalt meines
Vortrages sein, diese beiden Endpunkte letztlich auf
eine ganz interessante Weise wieder zueinander zu
führen.

Das hat sehr viel damit zu tun, dass ich mit *Werner Heisenberg* gearbeitet habe, der als ganz junger
Mann 1932 den Nobelpreis für Physik für seine Arbeiten zur Quantentheorie bekommen hat. Er ist
wirklich der Physiker gewesen, der die moderne Physik eingeläutet hat. Und obwohl diese Physik ungeheuer wichtig war, ist sie heute immer noch nicht
geistiges Eigentum der Wissenschaftler, geschweige
denn der Bevölkerung oder der geistigen Elite, weil
die moderne Physik sehr, sehr paradox klingt – aber
eigentlich nur für den, der wissenschaftlich trainiert
ist. Es war wahrscheinlich *Heisenbergs* Glück, dass
er erst 22 Jahre alt war, als er diese neue Physik gefunden hat. Viele haben gesagt: „Er hatte die alte
Physik damals noch gar nicht richtig gelernt, deshalb
hat er auch die Freiheit gehabt, etwas anderes zu finden."
Aber es hatte auch mit Heisenbergs philosophi-
schem Hintergrund zu tun. Es gibt ja sehr verschiedene Arten von Wissenschaftlern: die Künstler-

Wissenschaftler, die Ingenieurs-Wissenschaftler, die mathematischen Wissenschaftler. *Heisenberg* war ein Künstler-Wissenschaftler. Das heißt, er ist die Wissenschaft eigentlich von der Kunst her angegangen. Er war ein ausgezeichneter Pianist. Aus diesem Grund ist ihm der Zugang zur modernen Physik viel leichter gefallen, als wenn er im rein Rationalen aufgewachsen wäre. So sollte es für Sie auch nicht erstaunlich sein, dass ich hier stehe und etwas zu Ihrem Kongress beitragen möchte.

Ich will vorweg bemerken, dass der Vortrag von *Martina Hartkemeyer* mich sehr daran erinnert hat, wie ich diese neue Physik gelernt habe und was mich überhaupt in diese Richtung gebracht hat. Es waren die Diskussionen mit *Heisenberg*. Ich kam 1958 zu ihm. Aber schon als Junge im Gymnasium war es mein großer Wunsch, zu *Heisenberg* zu gehen, weil diese Physik so verrückt klang, dass ich sagte: „Genau das möchte ich lernen."

Es hat mich nicht sofort zu *Heisenberg* verschlagen, sondern zunächst zu einem seiner Schüler, *Edward Teller*, der 1933 bei ihm in Leipzig den Doktor gemacht hat. Und ich habe meinen Doktor bei *Edward Teller* gemacht, dem „Vater" der Wasserstoffbombe. Das wollte ich eigentlich gar nicht. Ich bin zu ihm gegangen, weil er ein Schüler *Heisenbergs* war. Als ich nach Berkeley ging und jemanden gesucht hatte, bei dem ich promovieren konnte, kam gerade *Edward Teller* nach Berkeley in Kalifornien. Er hatte noch keinen Studenten, darum bin ich sofort zu ihm gekommen. Ich wusste aber damals nicht, dass er nach Kalifornien gegangen war, weil er mit *Oppenheimer* den Streit über die Wasserstoffbombe hatte.

Es war die Zeit Anfang der 50er-Jahre, als die erste Wasserstoffbombe auf dem Bikini-Atoll explodierte. Doch das wusste ich nicht. Und es war für mich ein großer Schock, weil ich eigentlich weg wollte vom Krieg. Ich habe in einer schrecklichen Weise noch am Krieg teilgenommen, worauf ich jetzt nicht eingehen will. Ich wollte ganz weit weg bleiben von diesem Krieg. Ich wollte dorthin gehen, wo ich mir selber eine Orientierung geben konnte und nicht auf Autoritäten angewiesen wäre. Und nun kam ich genau dorthin, wo die Physik mit der Politik am nächsten in Berührung war, in die Auseinandersetzung mit der Frage: Was machen wir mit diesen Atombomben?

Das hat meinen Lebensweg wesentlich beeinflusst. Es hat mir gezeigt, dass man nicht nur Wissenschaft betreiben kann, sondern auch Verantwortung übernehmen muss für das, was geschieht. Das hat mein Verständnis für die Physik vertieft, aber es hat auch mein Engagement in der Friedensbewegung verursacht, in der ich auch jetzt wieder sehr stark engagiert bin.

Die Krise, in der wir uns augenblicklich befinden, die wir ökonomisch oder vielleicht auch sozial betrachten, ist nicht nur von dieser Art. Sie ist letzten Endes eine geistige Krise. Sie hat damit zu tun, dass die Menschheit auf gutem Wege ist, die geistige Dimension nicht nur zu ignorieren, sondern sie für überflüssig zu halten. Und das führt dazu, dass wir Menschen geistig verhungern. In dieser Entwurzelung sind wir fähig, uns selbst kaputt zu machen. Wenn wir das nicht sehen, dann hat die Menschheit keine Zukunft mehr. Doch es ist nicht die ganze

Menschheit, die in dieser Situation steckt. Ich muss mich korrigieren, es ist die im Augenblick dominierende westliche Welt, die diese Richtung einschlägt. Die westliche Welt ist im Stande, die ganze Menschheit ins Unglück zu führen. Und darum ist es wichtig, dass wir das hier in der westlichen Welt gewissermaßen aufhalten. Gerade für diesen Zweck ist es wichtig zu erkennen, wie die Naturwissenschaft im letzten Jahrhundert, ausgelöst durch die Formulierungen von *Werner Heisenberg*, in eine total andere Richtung gegangen ist, die zu einem anderen Welt- und Menschenbild geführt hat, das wir noch nicht wirklich rezipiert haben.

Das heißt, wir sind heute in einer ganz schizophrenen Situation. Wir leben mit der Denkweise des 19. Jahrhunderts, die wesentlich durch die Aufklärung beeinflusst ist. Diese hat ihre großen Verdienste; sie hat letzten Endes zu der mechanistischen Technik geführt, die unsere industrielle Gesellschaft erst ermöglichte. Diese alte Denkweise geht aber einher mit einer neuen Technik. Das ganze 20. Jahrhundert ist eine Konsequenz dieser modernen Physik. Die moderne Chemie baut darauf auf, die moderne Biologie und Medizin – die Schulmedizin, die wir heute haben – dann die Mikroelektronik, alles was unsere Kommunikationsgesellschaft geschaffen und was schließlich auch zu Atombomben und all diesen Dingen geführt hat.

Eine neue Technik, die wir Technologie nennen. Warum nennen wir sie so? Weil es eine Technik ist, die wir nicht mehr mit dem mechanistischen Weltbild verstehen können. Es steckt schon die moderne

Denkweise dahinter. Aber wir fragen nicht mehr, warum sie funktioniert. Wir sagen: „Irgendjemand wird sich das überlegt haben", und führen es einfach durch. Das ist eine große Schwäche, dass wir heute mit einer Technik umgehen, die wir nicht mehr verstehen. Deshalb nennen wir sie Technologie. Wir bräuchten einen Lehrer dazu, der uns das erklärt. Aber diesen Lehrer gibt es in den Schulen nicht. Der Lehrer sagt: „Lass' deine Finger davon, das wirst du eh nicht verstehen." Ich werde heute einen Anlauf machen, Ihnen ein Gefühl dafür zu geben, was sich dahinter verbirgt.

In der Kombination von falscher Denkweise und moderner Technologie gehen wir in das nächste Jahrhundert hinein und glauben, wir könnten beides miteinander versöhnen. Es ist wichtig zu sehen, was wir daraus zu folgern haben. Nicht nur die moderne Technologie, sondern eine andere Art und Weise zu denken, ist außerordentlich wichtig für die Aufgabe, vor der wir heute stehen: nämlich den Konflikt zwischen den Kulturen zu erkennen und zu vermeiden. In Wirklichkeit ist diese Vielfalt von Kulturen ein Geschenk! Weil wir besser den eigentlichen Hintergrund sehen. Wir erkennen, dass unsere eigene Betrachtungsweise relativ und auch nur ein Gleichnis ist für etwas, was dahinter steht, was sich nicht einfach so mit Worten greifen lässt.

So will ich Ihnen heute von etwas erzählen, was wir nicht so einfach greifen, begreifen können. Selbstverständlich ist es nicht einfach, über etwas zu reden, das man nicht begreifen kann. Die Schwierigkeit, die auftritt, ist – kurz gesagt – unser altes Welt-

und Menschenbild, Mensch und Natur als etwas relativ Getrenntes zu betrachten.

Es ist die Weltsicht, die sich im Wesentlichen aus der *Aufklärung* ergeben hat.

- Da ist zunächst die klassische Naturgesetzlichkeit, die sagt: „Wirklichkeit ist Realität." Realität vom lateinischen „res", Ding. Objektive, dingliche Wirklichkeit ist die Voraussetzung dafür. Die Wirklichkeit lässt sich greifen. Es gibt streng determinierte Naturgesetze. Das heißt, jede Ursache hat ihre Wirkung, und es gibt Gesetze, die genau diese Wirkung beschreiben.

- Sodann: Der Mensch ist nicht Teil dieser Maschine, er hat sich emanzipiert. Er ist außerhalb des Mechanismus dieses Uhrwerks. Er fühlt sich aufgefordert, nicht Maschine zu sein, sondern diese Maschine zu manipulieren: „Ja, wir können es machen. Der liebe Gott hat nur eine Woche gearbeitet und hat gesagt: ‚So, mein Lieber. Jetzt übernimmst du das. Alle Korrekturen machst jetzt du für mich.' Ja, werde ich machen. Ich bin ja ein Mensch, ein Abbild Gottes. Dann werde ich das schon hinbekommen." Der Mensch fühlt sich so souverän, dass er glaubt, er könne auf diese Weise die Natur beherrschen.

Das heißt, der Mensch ist nach dieser neuen Betrachtung nicht nur Krone der Schöpfung, sondern Herr der Schöpfung. Er sieht sich jetzt in einem

Überlebenskampf gegenüber der Natur, die nur sein Gegenüber ist, und nicht der Mutterboden, auf dem er eigentlich selbst gewachsen ist. Und er sieht sich auf dem Wege, die Natur völlig beherrschen zu wollen. Das ist der Tenor unserer ganzen Anstrengungen heute.

Auf der anderen Seite sehen wir selbstverständlich: Der Mensch ist doch irgendwo in der Natur verwurzelt. Im *Darwinismus* heißt es, wir hängen mit allem anderen zusammen. Wir müssen erkennen, wie wir uns gegenüber der Natur abgegrenzt, wie wir uns in die Trennung von Mensch und Natur bewegt haben. Der Mensch betrachtet sich wesentlich außerhalb der Natur, deshalb die Naturvergessenheit. Die Natur ist nur Werkzeug und Bausteine für das, was er erreichen will.

Und wir leugnen die Bedeutung der *geistigen Dimension in der Natur*. Das heißt, in dem Maße, wie wir uns geistig erhöhen, erniedrigen wir die Natur und meinen, wir schweben praktisch darüber. Im Zusammenhang damit überschätzen wir die *rationale Betrachtung*. Das rationale Denken ist für uns wesentlich. Es ist das Instrument, das wir benützen, um die Natur zu beherrschen: strenge, rational formulierte Naturgesetze. Wir glauben, mit diesen rationalen Gesetzen könnten wir die Natur steuern und unterschätzen dabei die Vielzahl möglicher Wege. Oft sagen wir deshalb: „Wir können nichts machen, wir haben keine andere Möglichkeit, weil die Natur in dieser strengen Gesetzlichkeit funktioniert."

Die Naturwissenschaften sind für uns das Feld, in dem wir die Welt begreifen können. Wir können aber nur begreifen, was begreifbar ist. Was in diesem

Sinne Struktur hat, dass wir es wirklich greifen, handhaben, manipulieren, händeln können. Aber wir wissen aus unserer persönlichen Erfahrung, dass wir mehr erleben als begreifen können. Wir erleben uns nicht nur als Manipulatoren. Unsere Orientierung bekommen wir ja nicht von dem, was wir händeln, manipulieren können. Wir spüren ganz deutlich, dass wir in etwas eingebettet sind, das uns eigentlich Orientierung gibt.

Das will man uns aus naturwissenschaftlicher Sicht ausreden: „Ja klar, solange du die Natur noch nicht ganz verstanden hast, hast du gewissermaßen als Lückenbüßer den Glauben und die Werte. Die musst du noch mitschleppen, bis die Naturwissenschaft soweit ist, dass sie auch diese Lücken schließt. Dann werden wir dir zeigen, was die Werte sind, wofür es sich lohnt und wofür es sich nicht lohnt." Das ist die Auffassung, doch das reicht eben nicht aus.

Die moderne Physik hat nun gezeigt, dass es die Realität des mechanistischen Weltbildes gar nicht gibt. Wir wollten eigentlich diese Realität sehen und haben dabei entdeckt, dass es sie nicht gibt. Moderne Physik läuft auch unter dem Namen Quantentheorie oder Quantenphysik. Ich will gar nicht auf diese Bezeichnungen eingehen. Sie drücken überhaupt nicht aus, worum es da eigentlich im Hintergrund geht. Mit Quantentheorie wollen wir einfach sagen: Es geht um eine Art holistische Physik.

Wenn ich Ihnen diese neue Physik etwas zu erklären versuche, ist es wichtig, dass ich hier auf etwas zurückgehe, das *Heisenberg* in seinem Buch „Der Teil und das Ganze" zum Ausdruck gebracht hat. Die Bedeutung der modernen Physik liegt nicht in dem, was da in der Physik passiert ist, sondern was für Konsequenzen wir daraus ziehen – nicht nur für die Physik, sondern auch für unsere Lebenswelt.

Heisenberg sagt: „Die Quantentheorie ist ein wunderbares Beispiel dafür, dass man einen Sachverhalt in völliger Klarheit verstanden haben kann, und gleichzeitig doch weiß, dass man nur in Bildern und Gleichnissen von ihm reden kann." Eine Situation, die Ihnen selbstverständlich bekannt ist. Aber jetzt passiert es auch in der Physik: Auch wenn der Sachverhalt mit aller Klarheit erkannt ist, können wir ihn trotzdem nur in Form von Gleichnissen und Bildern beschreiben.

Was heißt da, mit völliger Klarheit erkannt? Das ist in der Physik ein wenig etwas anderes als in den Religionen, aber es lässt sich doch parallel setzen. Wenn wir von etwas in aller Klarheit reden, haben wir in der Physik die Sprache der Mathematik. Für viele ist Mathematik dasselbe wie Rechnen, doch das ist es nicht. Sie ist etwas viel Allgemeineres. Sie ist ein Instrument, das man sehr scharf handhaben kann, wo man das Dilemma ganz deutlich erkennt.

Ich will Ihnen gleich sagen, wenn Sie verstanden haben, wie das eingebettet ist, kann ich Ihnen keine Hilfestellung geben und sagen: „Ihr müsst nur das machen, was ich mache, dann bekommt ihr es wieder in den Griff." Nein, es ist gerade umgekehrt: Ich sitze in demselben Boot wie Sie alle. Wir müssen nur zugeben, dass das, was wir noch nicht wissen, nicht nur Ignoranz ist. Es ist überhaupt nicht wissbar. Die Natur, die Wirklichkeit ist gar nicht so beschaffen, dass sie in dem Sinne wissbar ist, wie wir es geglaubt haben.

Warum sollte die Wirklichkeit sich auch um unser Verständnis kümmern? Wo unser Verständnis doch nicht dazu ist, den Kosmos zu verstehen! Nein, wir haben unseren Verstand zunächst einmal dazu, um zu überleben, um den Apfel vom Baum zu pflücken, damit wir etwas zum Essen haben. Aber warum sollte diese Apfelpflück-Sprache geeignet sein, den Kosmos zu verstehen? Das finde ich ein bisschen primitiv betrachtet. Deshalb hören Sie von mir nichts, wo Sie vielleicht erleichtert denken könnten: Jetzt haben wir plötzlich eine andere Handhabe! Im Gegenteil, ich gerate in eine ähnliche Sprache, wie Sie sie gestern und heute in den anderen Vorträgen schon gehört haben. Eine Sprache, etwa derart: Da ist schon etwas, über das wir uns unterhalten können. Aber diese Sicherheit: „So ist es und nicht anders!" wird nie kommen, und das hat nichts mit Ignoranz zu tun.

Wie rede ich über etwas, das man nicht begreifen kann? Genau so, wie Frau *Hartkemeyer* heute sagte: „Wir brauchen eine Methode." Das ist nötig, wenn wir miteinander reden. Wir können nicht ohne Methoden auskommen. Aber wir müssen gleichzeitig sagen: „Ich will klarmachen, welche Methode ich verwende." Jeder hat seine eigene Methode, und hinterher stellt sich die Frage: Wie lässt sich die eine Methode mit der anderen verbinden? Dann wird man sehen: Jedes hat seine Berechtigung.

Es kommt ein bisschen darauf an, welche Punkte man in den Vordergrund und welche in den Hintergrund stellt. Welche Fragen wir hauptsächlich stellen und beantwortet haben wollen und welche für uns gleichgültig sind. Immer haben wir andere Methoden. Jede Methode ist immer auch eine Projektion in Bezug auf die Fragestellung, die wir haben.

Ich will das auf folgende Weise erklären: Wenn wir in die Diskussion der Wirklichkeit eintauchen, dann stellen wir fest, dass wir irgendwo anfangen müssen. Das setzt eine gewisse Vorbildung voraus, um uns überhaupt zu verständigen. Es ist eigentlich ein Kreisgang. An irgendeiner Stelle müssen wir einsteigen und sagen: „An dieser Stelle fange ich an, weil ich hier eine Methode habe, mit der ich ein kleines Stück weiter komme."

Ich habe Ihnen das als Kreisgang (Abb. 1) aufgezeichnet. Anfangen werde ich ganz rechts beim *symbolischen Erkennen*. Symbolisches Erkennen bedeutet: Ich fange an in einer Welt, von der ich annehme, dass sie eine duale Struktur hat, in dem Sinn, dass das Subjekt des Beobachters vom beobachteten Objekt getrennt ist. Ich bin also in einer Subjekt-Objekt-Spaltung. Hier fängt die konventionelle Wissenschaft an. Bevor wir diese Spaltung nicht haben, können wir keine Wissenschaft betreiben. Wissenschaft betreiben heißt, sich blind umzusehen. Sie werden sagen: „Dann sind Sie ja wirklich blind." Aber da bleibt etwas übrig, und das ist genau das, was sozusagen in der dualen Sprache noch darstellbar ist. Dort fängt die Wissenschaft an.

Symbolisches Erkennen in der *Dualität* ist eine etwas andere Dualität als diejenige von Yin und Yang. Hier meine ich die Subjekt-Objekt-Spaltung. Dass ich die Welt als etwas Äußeres ansehe, dem ich

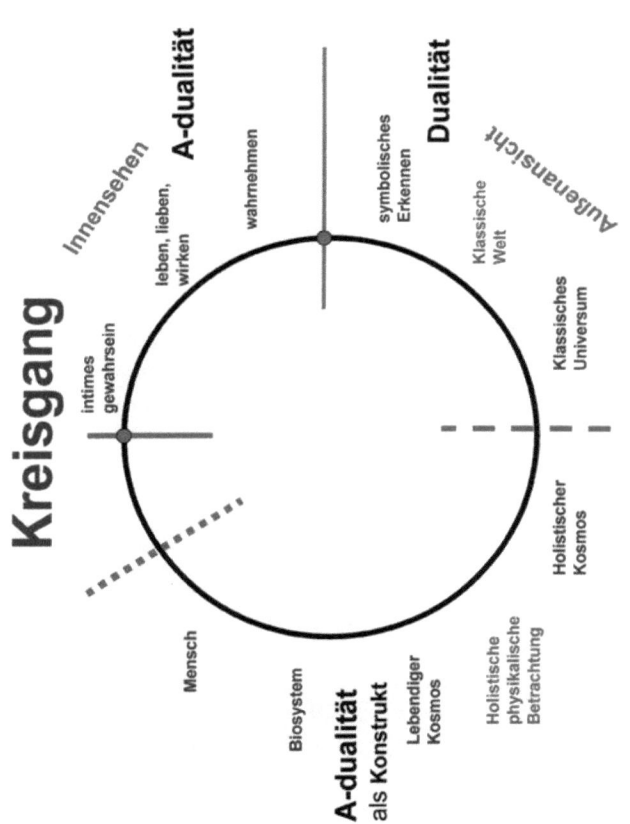

Abb. 1.: Kreisgang

gegenüber stehe. Ich beschreibe, was außerhalb von mir ist, ohne dass ich mich selbst mit einbeziehe.

Auch wenn ich beim symbolischen Erkennen anfange, so ist dennoch selbstverständlich, dass es davor auch schon ein Bewusstsein gibt, das noch nicht diese Klarheit hat. Es gibt hier Vorstufen, aus denen wir ganz wesentlich schöpfen. Da ist vorher auf diesem Kreis noch etwas, das nicht so greifbar ist, das ich aber vielleicht schon als *wahrnehmen* bezeichnen kann. Sie sehen, ich nehme jetzt auf einmal ein Verb und kein Substantiv. Wenn ich nicht in der Subjekt-Objekt-Spaltung bin, gilt nur *wahrnehmen*. Das ist etwas, was man nicht greifen kann. Es ist etwas, was durch mich hindurchgeht. Es hat zwar schon eine Struktur, führt schon zu einem Wahrnehmen, aber nicht so, dass ich darüber sprechen könnte.

Wenn ich noch weiter zurückgehe, wird es noch diffuser. Dann sprechen wir auf einmal von *leben, lieben, wirken*. Andere Verben, die im Hintergrund vorhanden sind, bevor wir schon etwas differenzierter wahrnehmen. Und wenn wir noch weiter zurückgehen, gut – dann geht uns allmählich die Sprache aus. Dann kommen wir vielleicht noch zu einem weiteren Begriff – nein, nicht Begriff – zu einem Verbum. Ich schreibe alles klein, denn Begrifflichkeit gibt es ja nur in der Subjekt-Objekt-Spaltung. Aber das Verbum ist etwas, was heraklitisch fließt. Nicht wie bei *Parmenides*, der alle Dinge greifen will. Das brauchen wir nur für die Verständigung.

Jetzt kommt man an den Punkt, den man als *intimes gewahrsein* bezeichnen könnte – *gewahrsein* klein geschrieben. Wenn man von dort weitergeht, kommt man letzten Endes in die Leerheit, weil es keinen Beobachter mehr gibt. Da gibt es nicht einmal mehr den Rand einer Bewegung.

Ich lasse diese a-duale Ebene, aus deren Quelle wir alle schöpfen, jetzt zurück und beginne mit der dualen Welt beim *symbolischen Erkennen*. Gehen wir im Uhrzeigersinn um diesen Kreis herum, dann kommen wir in die *klassische Welt*. Ich nenne das in diesem Fall *Welt*; Sie wissen, „Welt" kommt von „vir", vom Menschen, vom Mann selbstverständlich. Zunächst hat man die Frauen nicht zu den Menschen gerechnet, früher war „Mensch" und „Mann" dasselbe. Die Welt ist sozusagen die vom Menschen wahrgenommene Wirklichkeit. Wir beschreiben eine äußere Wirklichkeit und kommen damit in eine Außensicht. Das ist der Bereich, wo die Naturwissenschaft zu Hause ist.

Sie erforscht unsere Welt immer besser, geht in den Mikrokosmos, in den Makrokosmos, kommt dann zum *klassischen Universum* und zum Urknall und all diesen Dingen. Ich nenne es *Universum*. Universum ist etwas, das alles zusammenfasst. Es hat das Ganze im Bild. Das Ganze ist das, dem kein Teil fehlt. Das ist das Universum. Das heißt, ich gehe als Naturwissenschaftler gerade weg von dem, wo Sie eigentlich hin wollen. Ich tauche ein in das, was nicht im wachen Bewusstsein ist, sondern im verborgenen Bewusstsein. Ich gehe genau in die umgekehrte Richtung.

Weiter im Kreis unten gelangen wir an eine Stelle, wo eine Revolution geschieht, eine neue Weltsicht heraufkommt. Hier fällt die ganze klassische Welt in Trümmer. Das klassische Universum wird auf einmal etwas total anderes, es wird ein *holistischer Kosmos*. Ich verwende den Begriff *Kosmos* als etwas, das schon Struktur hat, aber überhaupt nicht an das Materielle erinnert. Es drückt eine Beziehungsstruktur aus. Deshalb ist in der neuen Physik das Universum verschwunden und wir sprechen stattdessen vom *Kosmos*, weil das Materielle, Energetische nicht mehr da ist. Und so komme ich zu der *holistischen Betrachtung*, die man auch Quantentheorie nennt. Sie sehen, holistische Betrachtung ist eine viel passendere Umschreibung dessen, was eigentlich passiert.

In dieser holistischen Betrachtung gerate ich in gewisser Weise wieder in eine *A-dualität*, in eine Welt, in der die Dualität eben nicht mehr vorhanden ist, weil alles mit allem verbunden ist. Aber ich nenne es nicht *A-dualität* im Sinne von „Advaita", dem Sanskrit-Wort für das Nicht-Zweihafte, das nicht mehr auftrennbar ist. Ich nenne es *A-dualität als Konstrukt*, weil ich es als Wissenschaftler konstruiert habe. Dabei bin ich als Wissenschaftler noch außerhalb, aber Sie alle und alle anderen sind schon darin enthalten. Nur ich bin draußen. Nun kann ich sagen: „Gut, diese A-dualität ist schon praktisch, außer dass ich noch vor der Türe stehe und noch nicht drin bin." Das heißt, ich komme nicht wirklich dort an, wo ich eigentlich hingehöre. Aber in dieser Sprache kann ich schon über das *Biosystem* sprechen. Ich kann auf einmal sehen, was der Unterschied ist zwischen Belebtem und Unbelebtem. Ich kann auch sehen, was es bedeutet, wenn dieses Belebte zu etwas aufsteigt, was wir dann *Mensch* nennen.

Ich komme also wieder ganz in die Nähe dessen, wo Sie z.B. auf umgekehrtem Weg durch Meditation oder innere Erfahrung hingekommen sind. Aber unsere Sprachen sind verschieden: Weil ich immer noch als Naturwissenschaftler in der Abstraktion außerhalb stehe. Ich spreche von der ungeteilten Welt, von dem Einen und dem Ganzen. Dann sagt mein Zen-Freund selbstverständlich: „Ja, wenn du von dem Einen und dem Ganzen sprichst, dann ist das nicht das Eine. Denn *du* sprichst von dem Ganzen, und dann sind das schon zwei. Du musst schon eine Welt schaffen, wo du auch mit drin bist." Das kann ich nicht. Ich bin als einzelner außerhalb, weil ich das noch von außen sehe.

Ich will Ihnen nun die verschiedenen Schritte vorstellen, die ich noch ansprechen möchte:

1. Zunächst werde ich von unserer Erfahrung von der Welt sprechen. Die Welt, wie wir sie sehen, ist bereits durch einen Filter gegangen, den unserer speziellen Wahrnehmung. Wir sehen durch die Beschränktheit unserer Sinne nur einen winzigen Teil der prinzipiell wahrnehmbaren Welt. Aber schon durch diese beschränkte Wahrnehmung haben wir genügend Material und streiten uns, wer nun Recht hat oder nicht. So ist es wichtig, das erst einmal auszuräumen und uns zu fragen: „Mit welchen Augen schaust du die Dinge an?" Wir haben im Vortrag von Frau *Hartkemeyer* von den verschiedenen Ohren gehört, den Giraffenohren und den Wolfsohren. Aber es gibt auch verschiedene Augen.

2. Dann will ich etwas über den Bruch, diese revolutionäre Veränderung der Naturwissenschaften in den zwanziger Jahren des letzten Jahrhunderts sagen. Stellen sie sich vor: 75 Jahre ist das her! Ich muss noch über etwas

sprechen, was 75 Jahre her ist, und das in unserer schnelllebigen Zeit! Es ist ganz essentiell, und doch klingt es immer noch wie etwas total Neues.

3. Danach will ich etwas dazu sagen, warum diese Umwälzung in der Physik für unsere Lebenswelt von Bedeutung ist. Viele sagen: „Ach, lass' doch diese spinnerten Atomphysiker und Kernphysiker darüber reden. Wenn die da ihr Spielzeug gefunden haben, lass' die mal. In unserer Lebenswelt hat es doch keine Bedeutung." Ich will Ihnen zeigen: Doch, es hat eine Bedeutung. Und zwar dort, genau dort, wo auch Sie ihre Fühler vorgestreckt haben.

4. Dann stellen wir eine Verbindung her: Mensch und Natur werden auf einmal unter einem ganz anderen Gesichtpunkt gesehen. Wir kommen schließlich auch zur „Erfahrung des Transzendenten". Ist das nicht ein seltsamer Ausdruck: Ich „erfahre" das Transzendente – obwohl das Transzendente genau als das definiert ist, was jenseits der Erfahrung liegt? Ja, jenseits der Erfahrung - aber nicht jenseits von leben, lieben und wirken! Keine Erfahrung in dem Sinn: Da ist die Hand zugegangen, und ich sage: „Ich habe eine Erfahrung gemacht!" Nicht auf diese Weise. Aber es ist durch mich hindurchgegangen. Es ist ein Erfahren, das noch nicht begrifflich festzumachen ist. Das gibt uns den Hintergrund, warum wir mit anderen Kontakt aufnehmen können, und was wir im intersubjektiven Dialog übertragen. Wir haben diese Fähigkeit,

uns nicht nur über Objekte und Worte zu verständigen. Wir können uns auch wortlos verständigen.

Unsere Wahrnehmung von der Welt

Ich zeige Ihnen ein ganz einfaches Beispiel für verschiedene Wahrnehmungen: Ich stelle die Welt durch eine Torte dar. Wenn wir sie jetzt beschreiben wollen, gibt es dazu verschiedene Methoden. Gehe ich zum Bäcker, sagt der: „Das ist ganz einfach. Diese Torte besteht aus verschiedenen Lagen, Teig und Früchten und Nüssen und so weiter. Sie sind aufeinander getürmt, und das ist die Welt." Der Konsument sagt: „Stimmt überhaupt nicht. Die Welt besteht aus Tortenstückchen, die alle gleich sind, aber es sind sehr viele." Jetzt fangen die beiden an, sich zu streiten.

Der eine fängt mit den Bestandteilen an, die homogen sind, und der andere sieht die ganze Struktur. Und sie streiten sich. Wer hat nun Recht? Wenn sie die einzelnen Teile zusammengesetzt haben, kommen sie zur selben Torte. Das nennt man zwei verschiedene Paradigmen. Man beschreibt dasselbe, aber je nachdem, ob ich Bäcker bin oder Konsument, fange ich mit dem an, was für mich evident ist: das Tortenstückchen für den Konsumenten und die Teigfläche für den Bäcker. Der Streit lohnt sich überhaupt nicht. Am Schluss hat man dieselbe Torte.

Hat man die Torte überhaupt? Ist die Torte erst einmal in Stücke zerschnitten, dann fallen die Tortenstückchen auseinander. Wenn die Torte die Summe der Tortenstückchen ist, dann müsste der Konsument noch ein bisschen Leim dazwischen schmieren, damit sie wirklich wieder zusammenhält. Er müsste ein bisschen mogeln. Damit ist der Bäcker vielleicht näher an der Wirklichkeit, denn die einzelnen Lagen kleben fest aufeinander.

Nun, die moderne Physik bedeutet nicht, dass es eine dritte Art und Weise gibt, diese Torte zu zerschneiden, sondern eher: Es gibt weder die Torte noch die Stückchen. Es ist etwas anderes im Hintergrund. All das, was wir hier betrachten, gibt es gar nicht, sondern es sieht nur so aus.

Ich will das in Kontrast setzen zu einer Aussage des amerikanischen Zoologen *Edward O. Wilson*, der eine wunderbares Buch geschrieben hat: „Consilience", auf deutsch „Die Einheit des Wissens". Was er darin sagt, klingt interessant in Bezug auf die heutige Arroganz der Wissenschaftler: „Ohne Instrumente sind Menschen in einem kognitiven Gefängnis eingesperrt. Sie sind wie intelligente Fische, die sich über die äußere Welt wundern. Sie erfinden geniale Spekulationen und Mythen über den Ursprung des sie einschließenden Wassers, über die Sonne und den Himmel und die Sterne über ihnen und über den Sinn ihrer Existenz. Aber alles ist falsch. Sie irren sich immer, weil die Welt zu weit weg ist von ihrer täglichen Erfahrung, um bildlich einfach erfasst zu werden."

Der Mann hat vollkommen Recht. Aber er hat Unrecht, wenn er am Anfang sagt „ohne Instrumente". Er meint, weil er als Biologe diese Instrumente hat, sähe er die eigentliche Wirklichkeit. Er sieht sie genauso falsch, nur ein bisschen komplizierter falsch. Es ist sogar so: Der Mensch ohne Instrumente ist viel näher dran, weil er nicht so viel sieht. Also muss er auf andere Quellen zurückgreifen und hat deshalb eine viel tiefere Einsicht.

Aber Sie wissen, dass man mit dieser Arroganz ja auch seine Kämpfe ausfechten muss: ich zum Beispiel mit meinem Präsidenten in der Max-Planck-Gesellschaft, *Hubert Markl*. Es ist schon einige Zeit her, 1995 – damals war er noch nicht Präsident – hat er im „Spiegel" einen Artikel veröffentlicht, in dem er über die „Pflicht zu Widernatürlichkeit" geschrieben hat: „Wenn wir dafür sorgen wollen, dass unsere Spezies noch möglichst lange überleben kann, dann sind wir gezwungen, aus Eigeninteresse oder aus sittlicher Verantwortung für das Wohlergehen künftiger Generationen gerade unsere Natürlichkeit aufzugeben und uns ganz bewusst anders zu verhalten, als es naturgegebenen Antrieben entspräche." So verabschieden sich diese Wissenschaftler z.B. mit der Gentechnologie von der Natur, indem sie sagen: „Wir übernehmen jetzt die Kontrolle über all die Prozesse, die da draußen stattfinden. Wir wissen jetzt diese Geheimnisse." Wir bekommen nicht mal die Menschheit unter einen Hut, aber wollen die ganze Natur „vermenschen." Das ist heute noch der Tenor der Naturwissenschaften. Sie sind so beeindruckt durch ihre großen Erfolge, weil sie das kleine Einmaleins gelernt haben, dass sie nun glauben, sie könnten die ganze Welt managen.

Ich will, was die verschiedenen Paradigmen anbelangt, noch ein anderes Gleichnis verwenden. Es stammt von dem englischen Astrophysiker Sir *Arthur Eddington*. Er vergleicht den Naturwissenschaftler mit einem Ichthyologen, einem Fischsachkundigen –

ein Fischer ursprünglich – der das Leben im Ozean erforschen will. Nach jahrelangem Fischen kommt er zu den beiden Grundgesetzen der Ichthyologie. Grundgesetz Nr. 1: Alle Fische sind größer als fünf Zentimeter. Grundgesetz Nr. 2: Alle Fische haben Kiemen. Bei jedem Fang hat er diese Regeln festgestellt.

Auf dem Nachhauseweg trifft er seinen besten Freund. Ich will ihn mal den Philosophen oder den Metaphysiker nennen. Er erzählt ihm von seinen großen Errungenschaften in der Ichthyologie, und der Metaphysiker sagt: „Pass mal auf, dein zweites Gesetz könnte vielleicht eines sein. Aber wenn du länger fischt, dann ziehst du vielleicht einmal etwas aus dem Wasser, das keine Kiemen hat. Das ist nur empirisch gesichert bis zu so und so viel Grad Wahrscheinlichkeit, aber es braucht noch kein Naturgesetz zu sein.

Doch dein erstes Gesetz ist nicht einmal ein Gesetz. Wenn du die Maschenweite deines Netzes gemessen hättest, hättest du festgestellt: Die ist fünf Zentimeter! Du kannst einfach keinen Fisch fangen, der kleiner als fünf Zentimeter ist." Ich als Ichthyologe sage daraufhin: „Entschuldigung, Herr Philosoph, Sie sind kein Naturwissenschaftler. In der Ichthyologie ist ein Fisch definiert als etwas, was ich mit meinem Netz fangen kann. Was ich nicht fangen kann, ist einfach kein Fisch."

Der Metaphysiker sagt nun: „Gut, gehen wir mal an den Rand des Wassers. Wirf dein Netz rein. Siehst du den kleinen Fisch, der durch das Netz schwimmt?" „Sehe ich schon - eine optische Täuschung! Ich glaube nur, was ich rausziehen kann. Aber vielleicht hast du ja Recht, denn eigentlich bin ich kein Ichthyologe, ich bin ursprünglich nur ein Fischer. Ich trage jeden Tag meinen Fisch zum Markt. Auf dem Markt hat mich noch nie jemand nach einem Fisch gefragt, den ich nicht fangen kann."

Das heißt, in dem Augenblick, in dem Sie die Wirtschaft fragen, was wichtig ist, interessiert keinen Menschen ein Fisch, den man nicht fangen kann. Und deshalb sagen Sie: „Ob er existiert oder nicht, ist mir völlig egal. Die Wirklichkeit wird durch die Wirtschaft bestimmt, durch das, was tauschfähig ist. Das Übrige kümmert mich nicht."

Nun, das ist selbstverständlich eine Parabel, ein Gleichnis. Was ist das Netz? Wir Wissenschaftler sagen nicht immer deutlich, dass wir gewisse Regeln einhalten müssen, wenn wir Experimente machen. Ein gutes Experiment muss wiederholbar sein. Es muss alle möglichen Bedingungen haben. Und noch wichtiger: Was heißt denn wissenschaftlich arbeiten? Es heißt analytisch arbeiten, zerlegen, auseinandernehmen. Das heißt, wir fragmentieren beim Denken. Denken ist eine Art des Auseinandernehmens, ist schon eine Einschränkung. Wenn etwas beim Auseinandernehmen entzwei geht, dann ist es nicht mehr Teil der Wissenschaft. Der Wissenschaftler sieht diese Beschränkung nicht, und das ist das Gefährliche, gerade auch wenn Sie in den lebendigen Bereich gehen.

Die verschiedenen Netze sind gleichzusetzen mit der Art und Weise, wie man über Paradigmen spricht. Das heißt, bevor wir uns streiten, unterhalten wir uns zunächst einmal: „Mit welchem Netz fängst du Fische? Was ist deine Wahrnehmung, und was

144

lässt du durchs Netz fallen?" Es ist ungeheuer wichtig, dass wir Netze haben. Unser Überleben hängt ganz wesentlich davon ab, dass wir nicht alles aus dem Ozean fischen, sondern nur die Dinge, die für uns wichtig sind. In der Evolution der Arten sind die Geschöpfe, die überleben, nicht diejenigen, die am meisten Informationen verarbeiten können. Es sind diejenigen, die irrelevante Informationen am effizientesten unterdrücken können.

Wir überleben nur, indem wir nicht alles sehen. Gott sei Dank, sonst würden wir mit einem Rauschen von Dingen umgeben sein. Wir erleben das ja heute schon im Internet. Das Internet ist wie ein Rauschen. Man sieht überhaupt nichts mehr, weil so viel Information vorhanden ist. Wir brauchen dringend die Beschränkung. Denn wir wollen das Relevante entdecken und nicht das Irrelevante. Das Relevante ist nicht für die ganze Welt relevant, es ist nur das, was für mich im Augenblick relevant ist. Das ist für unsere Wahrnehmung wichtig, und das müssen wir in den Vordergrund stellen.

Aber es ist auch das, was unsere Betrachtung der Welt verschieden macht. Die Bedürfnisse sind verschieden, deshalb ist auch die Wahrnehmung verschieden. Bevor wir uns die Köpfe einschlagen, sollten wir uns fragen: „Was sind unsere Bedürfnisse? Was ist auf Grund unserer Bedürfnisse unsere Hauptwahrnehmung?" Und dann sehen wir sofort, warum wir die Welt verschieden betrachten.

Aber das Gleichnis mit dem Fischernetz ist noch immer nicht gut genug. Die moderne Physik zeigt, dass die Beobachtung der Natur nicht ein Auswerfen von Netzen ist, mit denen man Fische fängt, die auch so da sind. Und wenn ich auch kleinere Fische haben will, dann brauche ich nur ein anderes Netz, also andere Methoden, dann bekomme ich auch die. Nein, es ist noch ein bisschen anders. Die Beobachtung ist mehr mit einem Fleischwolf zu vergleichen: Ich habe einen Fleischwolf, in den stecke ich die Wirklichkeit oben rein und drehe, und vorne kommen die Würstchen heraus. Und dann heißt es: „Aha, die Wirklichkeit ist aus Würstchen zusammengesetzt." Dabei habe ich das nur durch das Durchdrehen gemacht. Jemand anderes setzt eine andere Scheibe ein, und da kommen Nudeln raus, und er sagt: „Die Wirklichkeit ist aus Nudeln zusammengesetzt."

Die Wirklichkeit, bevor ich sie zerstückelt habe, besteht weder aus Nudeln noch aus Würstchen. Meine Beobachtung hat sie erst auf diese Weise zerstückelt. Das ist die Konsequenz. Und das macht uns Schwierigkeiten, weil wir meinen: „Wenn ich handeln will, muss ich doch irgendwie die Wirklichkeit aus Teilen zusammengesetzt sehen. Wohin soll ich denn sonst mit meiner Hand greifen?"

Das heißt, die äußere Wahrnehmung der Welt ist schon eine gefilterte Welt. Wir sollten dies nicht zu ernst nehmen. Unsere äußere Wahrnehmung bedeutet zuerst: Die Welt ist eine Realität. Wirklichkeit ist eine Realität. Sie ist aus Materie aufgebaut – Dingen, Objekten.

Diese Realität existiert im dreidimensionalen Raum. Wir wissen nicht, warum dreidimensional und nicht siebendimensional. Wir wissen es nicht, das ist einfach so. Wir müssen es zulassen, dass Gott irgendeine Zahl wichtiger findet als andere. Wir haben Einblick in alle drei Dimensionen. Aber bei der wichtigsten Dimension, der Zeit, da sagt er: „Halt, nur die Gegenwart!" Und dann wieder die Gegenwart und wieder die Gegenwart. Die Vergangenheit ist uns nur zugänglich, wo sich aus Dokumenten rekonstruieren lässt, was da war. Das muss ich aber auch mehr oder weniger erraten. Gott hingegen sieht die Zeit genauso wie den Raum.

Als Naturwissenschaftler sind wir glücklich darüber, weil wir eingesetzt wurden, um zu erraten, was in der Zukunft sein wird. Deshalb finden wir die naturwissenschaftlichen Gesetze heraus, und bei jedem neuen Fund bekommen wir einen neuen Nobelpreis – und davon leben wir, so werden wir berühmt. Vielleicht hat der liebe Gott an diese vielen armen Naturwissenschaftler gedacht, die alle Nobelpreise haben wollen.

Wir haben in der Natur die belebte und die unbelebte Natur. Das ist ein bisschen merkwürdig: Wo liegt der wesentliche Unterschied? Und insbesondere: Der Mensch ist noch einmal eine besondere Erscheinungsform der Lebenswelt. Auch davon müssten wir eigentlich ein Verständnis haben.

Das moderne naturwissenschaftliche Weltbild im Kontrast zum klassischen Weltbild

Das alte Weltbild will ich *mechanistisch-atomistisch* nennen. Das heißt im Wesentlichen, das Primäre ist die Materie, das Sekundäre ist die Anordnung der Materie, die sich ändert auf Grund von Wechselwirkung, die ich von Hand auf einführe. Das heißt, die Form der Materie ist Anordnung von Materie. Materie ist zuerst, die Form ist das zweite. Die Anordnung der Materie in der Zeit wird durch Naturgesetze festgelegt, die determiniert sind. Wir können sie herausfinden – haben sie auch herausgefunden – und benützen sie, um auf diese Weise festzustellen, wie sich die Materie in ihrer Verteilung mit der Zeit ändert. Damit haben wir auch die Möglichkeit, vorauszusagen, was passieren wird, und zurückzurechnen, was vorher gewesen ist. Indem wir die Gegenwart manipulieren – wir sind ja vermeintlich nicht Teil der Maschine –, bekommen wir in der Zukunft genau das, was wir haben wollen. Unser Ziel ist es, die Welt zu beherrschen.

Diese alte Betrachtungsweise ist eine egozentrische. Die Welt besteht aus Materie. Ich habe Sie Ihnen hier als einzelne Punkte auf dem Papier aufgemalt. Diese Materie-Punkte haben zunächst nichts miteinander zu tun. Sie sind vollkommen getrennt. Jeder ist eine Welt für sich, und auch der Beobachter außerhalb ist sozusagen abgetrennt. Ich beginne also mit einer Welt, die nichts voneinander weiß. Alle sind unabhängig, absolut egozentrisch, nur auf sich selbst bezogen.

So ist es selbstverständlich nicht. Wir sagen nun: „Aha, da gibt es auch eine Wechselwirkung. Jetzt tauschen sich die Punkte aus. Sie beginnen Kenntnis voneinander zu nehmen, aber mehr oder weniger sekundär. Ich kann auch auf Abstand gehen. Wenn ich den anderen nicht mag, dann gehe ich einfach ein bisschen weiter weg." Die Wissenschaft führt die Wechselwirkung ein. Zunächst ist dies eine Fernwechselwirkung.

Dazu ein offensichtliches Beispiel: Die Sonne und die Erde sind zunächst einmal zwei Himmelskörper, die nichts miteinander zu tun haben. Aber die Erde kreist auf einer Ellipse um die Sonne herum.

Warum eigentlich? Nun, da gibt es eine Fernkraft von der Sonne. Aber wie das eigentlich geht, wissen wir nicht.

Doch dann hat man gesagt: „Wir wissen doch, Kraft kann man nur dort ausüben, wo man auch wirklich hinlangt. Also muss die Sonne einen Arm haben, der zur Erde herausreicht, so als würde die Sonne sagen: ‚Komm, Planet, kreise um mich herum.'" Deshalb bezeichnet man die Fernkraft als ein Gravitationsfeld, das von der Sonne ausgeht und den Planeten sagt: „Halt, Rechtskurve! Die Sonne sagt, du sollst nicht geradeaus fliegen." Man versucht diese Abhängigkeit durch ein Gravitationsfeld zu beschreiben.

Aber im Verständnis fängt man mit der Getrenntheit an. Erst Schritt für Schritt kommt es zu einer Kommunikation. Und wenn dann nach 15 Milliarden Jahren so etwas wie der Mensch herauskommt – ein Klumpen Materie, der ganz intelligent zusammenhält –, dann müssen vorher eine Menge Dialoge gelaufen sein, bis es so hat klappen können.

Um das in den Griff zu bekommen, haben wir Physiker uns gefragt: „Gibt es überhaupt reine Materie? Gibt es Materie, die nur Materie ist und keine Form hat? Die Form kann ich hinterher durch Anordnung erklären." Also, wo gibt es so etwas wie reine Materie? Wenn ich die habe, und die Kräfte zwischen der reinen Materie, dann habe ich die Welt im Griff.

Dieses Pult hier, auf das ich mich stützen kann, ist Materie. Es hat auch eine Form. Was muss ich nun machen, um diesem Pult die Form auszutreiben?

Ich will ja die reine Materie. Das Pult als meine Materie ist okay, aber die Form, die will ich ihm zu nehmen versuchen. Was kann ich machen? Ich nehme ein Beil und haue dieses Pult in Stücke, um ihm seine Form auszutreiben. Das Ergebnis sind zwei Stücke, die wieder eine Form haben. Also, auf den ersten Schlag hat es noch nicht funktioniert. Darum greife ich wieder zum Beil und habe nun noch mehr Stücke. Es hat wieder nicht funktioniert. Wenn Sie das immer weiter machen, werden Sie Atomphysiker. Die Bruchstücke werden immer kleiner, und auf einmal haben Sie das Atom vor sich und sagen: „Jetzt endlich habe ich reine Materie." *Atomos* heißt nicht mehr spaltbar. Die kleinsten Bausteine der chemischen Elemente nannte man Atome und meinte, endlich am Schluss angekommen zu sein. Es hat viel gebraucht dazu, acht Größenordnungen mussten wir runter gehen. Ich will gar nicht sagen, wie viele Beile davon kaputt gegangen sind, bis wir so weit gekommen sind.

Und dann kommt zum Anfang des letzten Jahrhunderts *Rutherford* und sagt: „Ich habe mir das Atom angesehen. Das meiste davon ist Vakuum und nur ein Teil Materie. Auch das hat eine Struktur." Da haben wir bereits das Wort *Atom* vergeben, und es ist immer noch nicht das Atom. Es enthält Elektronen, einen Atomkern und so fort. Also muss es noch einmal eine Stufe tiefer gehen.

Und jetzt kommt einem wieder das Planetensystem vor Augen, das Atom ist eine Art Planetensystem, wie das von Sonne und Erde. Aber hier sind andere Kräfte vorhanden. Es sind nicht Gravitationskräfte, sondern elektromagnetische Kräfte, und da geschieht etwas anderes. Sie können das mit der

Schulphysik und deren Erklärungsmodellen nicht erklären. Dieses System kann so nicht funktionieren. Diese Art der Physik, wenn sie wirklich die einzige ist, versagt hier. Die Physiker haben herumgerätselt, versucht, das Modell zu retten. Es hat einfach nicht geklappt. Dieses Modell funktioniert nicht.

So kam man zu dem Schluss: Also muss die Physik, die dahinter steht, falsch sein! Das war der Durchbruch. Wir haben festgestellt: Es gibt diese Teilchen gar nicht! Die Materie ist verschwunden und nicht die Form. Man wollte der Materie die Form abstreifen, und was hat man gemacht? Am Schluss ist die Materie auf der Strecke geblieben und übrig blieb die Form. Nur eine Beziehungsstruktur ist geblieben. Materie ist nicht aus Materie aufgebaut.

Dann hat man sich zunächst gefragt: Was ist denn mit diesen Elektronen passiert, die sind so merkwürdig verschmiert? Da sind stehende Wellen von irgendetwas, das gar nichts mit Materie zu tun hat. Das sind Wahrscheinlichkeitswellen. Das sind nur Informationswellen, die gar nichts mit Energie zu tun haben. Diese Wellen sind nicht nur um diesen Atomkern herum, sondern erstrecken sich bis ins Unendliche des Universums. Sie sind überhaupt nicht lokalisiert. Es ist also ein ausgedehntes Wellenfeld, überhaupt nichts, was man mit der Hand greifen kann.

Auf einmal löste sich das Ganze durch die Erkenntnis auf, dass es diese Materie eigentlich gar nicht gibt. Da steht etwas im Hintergrund, das auch nicht diese Welle ist, die wir uns wieder in Bezug zu irgendeinem Substrat wie Wasser vorstellen, sondern irgendetwas, das wellenartig ist. Wenn man sich das etwas genauer ansieht, sich das für die einzelnen Atome ausrechnet, dann sieht man: Da sind Strukturen, die räumlich orientiert sind und letzten Endes dazu führen, dass Kristallstrukturen entstehen. Das heißt, die räumliche Anordnung hat etwas mit dieser bestimmten Art der Verschmierung der Elektronen zu tun, die eigentlich keine Elektronen im Sinne von Materie sind.

Wir haben nun eine total andere Sprache. Ich will Ihnen noch ein anderes Bild zeigen, um auch gleich die Verbindung zur Biologie herzustellen. Ich habe hier ein Kalottenmodell von der Doppelhelix. Sie sehen diese wunderschönen kleinen Kugeln, mit denen man die Elektronenschalen aufgezeichnet hat. Diese Elektronenschalen haben nicht eine Oberfläche und sagen: „Ich sitze jetzt hier und ich weiß nichts von dir dort." Die Elektronen sind über das ganze Chromosom, über die ganzen Gene ausgebreitet. Da findet eine Unterhaltung von einem Ende zum anderen statt, und die Vorstellung „Nur hier ist etwas" ist gar nicht richtig.

Das ist wie mit einem Gedicht, das aus Buchstaben besteht. Die Buchstaben stehen wohl nebeneinander. Aber diese Buchstaben stehen zu dem gesamten Gedicht in Beziehung. Die Aneinanderreihung der Buchstaben hat eine Bedeutung, die gar nicht lokalisiert ist, die sich über das ganze Gedicht erstreckt. Sie sehen, hier steht etwas im Hintergrund, was von einer ganz anderen Art ist.

Das bedeutet, wenn ich wieder an mein altes Bild mit den verschiedenen Materie-Punkten und dem Beobachter anknüpfe, ist nun Folgendes passiert: Die

Materie-Punkte sind gar keine Punkte. Es sind vielmehr merkwürdige, quallenartige Dinge, die sich über das ganze Universum ausbreiten. Und die Wechselwirkung zwischen ihnen ist elektromagnetische Strahlung oder Gravitation. Diese Gravitation ist seltsam fusselig, so dass es eigentlich nur einen Brei von Beziehungen gibt. Da ist gar nichts Energetisches mehr. Und ich als Beobachter – mein Auge ist selbstverständlich auch mit dem Rest verbunden – bin nicht wirklich abgetrennt. Wir haben hier eine Situation, in der eine Auftrennung in Teile eigentlich überhaupt nicht funktioniert.

Ich will an dieser Stelle zusammenfassen, was wir soweit festgestellt haben: Materie ist nicht aus Materie aufgebaut. Das bedeutet, unsere Welt hat keine ontische Struktur. Die Frage „Was ist? Was existiert?" ist sinnlos. Es gilt nur die Sprache: „Was passiert?" Es geht um Beziehungsstruktur und damit um Verbundenheit.

Aber hier merken Sie schon: Unsere Sprache reicht nicht aus. Wenn wir an Verbundenheit denken, dann denken wir, A und B sind verbunden. Nein – verbunden ohne A und B! Wie soll ich mir das vorstellen? Verbundenheit sozusagen ohne ein Substrat, das verbunden ist? Für unsere Denkweise ist das außerordentlich schwierig, obwohl wir ja täglich damit umgehen.

Wenn Sie mit einem Handy telefonieren, haben Sie sich schon einmal überlegt, was da passiert? Sie wählen irgendeine Nummer – und dann: „Aha, mein Freund in Paris, ja wunderbar, da bist du ja." Und das geht ohne Telefonkabel. Ich habe nur eine kleine

Antenne am Handy, die sich an ein elektromagnetisches Feld ankoppelt.

Was ist denn das elektromagnetische Feld? Manche glauben, das ist ein Äther, der schwingt. Aber es gibt keinen Äther. Der Äther ist das Vakuum, das absolute materielle Nichts, es hat eine Form, und diese Form transportiert mein Ferngespräch. Das Ferngespräch ist eine Delle in diesem Nichts, und diese Delle ist so, dass mein Partner in Paris sagt: „Ha, hier kommt meine Delle!" Nur sein kleiner Apparat sieht mit einer fantastischen Mustererkennung diese Delle. Jemand anderes hat auch ein Handy, aber er sieht nicht diese Delle, sondern nur seine eigene spezifische Delle. Stellen Sie sich mal vor, dieses elektromagnetische Feld ist nicht nur für unsere Ferngespräche mit dem Handy da, es ist für das Licht da, die Röntgenstrahlen, die Infrarotstrahlen, die Ultraviolettstrahlen, die Wärmestrahlung, für den Fernseher, das Radio – alles allein ein Feld! Es ist die Form, die es transportiert.

Das ist sehr schwer für uns zu verstehen. Ich gebe Ihnen ein anderes Beispiel, das mich auch immer wieder überrascht hat. Sie hören auf einer Schallplatte die Matthäuspassion. Ein großes Orchester mit Instrumenten – Oboen, Geigen, Cellos. Wir hören das alles, den vielstimmigen Chor, die vier Solisten – toll! Sie sind hoch beeindruckt davon. Sie nehmen die Platte und fragen: „Wo ist der Sopran?" Sie gucken auf die Platte und suchen den Sopran: „Ich kenne doch diese Sopranistin, ich kenne doch ihre Stimme. Wo ist sie?"

Sie werden sie nicht finden, auch wenn Sie ein Vergrößerungsglas nehmen. Weil das, was Sie gehört haben, an keinem Ort ist. Es hat etwas mit der Form der Linie zu tun, die sich da um den Mittelpunkt der Platte herum kringelt. *Eine* Linie für alle Instrumente, die Sie unterscheiden. Eine einzige, mechanische, gekratzte Linie auf einer Schellackplatte.

Wenn Sie eine CD haben, ist es noch einfacher. Dann steht da 01100011, nur eine Folge von Nullen und Einsen. Und in dieser Folge, in dieser Anordnung der Nullen und Einsen steckt die Matthäuspassion – unglaublich! Aber es ist diese Form, die wichtig ist, und nicht diese Nullen und Einsen. Diese Form wird auf elektrische Schwingkreise übertragen, dann auf Membranvibrationen im Lautsprecher, Luftdichte, Schwankungen, die mein Trommelfell zum Schwingen bringen, dann geht es in meinen Hörnerv – und ich höre die Oboe. Obwohl die Übertragung überhaupt nicht ganz wörtlich war. Wir haben die Fähigkeit, auch in einer Karikatur wieder das Ursprüngliche zu entdecken. Was herüber kommt, ist nur eine Karikatur. Die Digitalisierung zerstückelt das ursprünglich Ganze in Einzelteile. Mein Gehirn, meine Erfahrung, mein Vorleben, meine Intuition können das alles wieder zusammensetzen und wir hören die Oboe. Nicht das „A" oder das „C", die Schwingung – nein, die Oboe und das Cello getrennt.

Sie sehen, die Form ist das eigentlich Wesentliche bei diesen Sachen. Reine Beziehungsstruktur. Es gibt also nur Verbindung. Es fällt mir schwer, das auszudrücken. Wir sagen in der Physik: Wirklichkeit ist nicht *Realität*, sondern *Potentialität*. Es ist die Kann-Möglichkeit, sich materiell und energetisch zu manifestieren. Aber die Manifestation ist sozusagen nur die Ausprägung.

Sie können das mit Ihrem Computer vergleichen. Wenn die Software durch Ihren Drucker gegangen ist, haben Sie schwarz auf weiß etwas auf Papier. Aber die Software ist etwas total anderes als diese Schwarzweiß-Buchstaben auf Ihrem Papier. Das macht nur Ihr Drucker, er ist der Übersetzer der Information, die eigentlich schon da war. Unser Gehirn hat wahrscheinlich diese Funktion. Es ist nur ein guter Drucker. Es macht nicht die Gedanken, nein, es nimmt diese Dinge auf und verwandelt sie in eine Sprache, die in unserer Umgangssprache eben in Buchstabenform vorhanden ist. Aber dahinter gibt es etwas, das wir irgendwie schon auch auf eine andere Weise wahrnehmen können.

Die Nichtauftrennbarkeit dieser Welt ist ganz wichtig. Es gibt keine Objekte. Deshalb gibt es keine Teilchen mehr. Obwohl wir immer noch von Elementarteilchen sprechen, meinen wir eigentlich keine Teilchen mehr. Manchmal nenne ich sie anstatt Teilchen „*Passierchen*". Es sind so kleine „*Prozesschen*". Oder ich nenne sie „*Wirks*", es sind Teile der Wirklichkeit. Das heißt, es geht um etwas Dynamisches und nicht um etwas Dingliches.

Wirklichkeit ist also Potentialität statt Realität. Aber noch mehr, im Hintergrund sieht man: Die Schöpfung ist nicht abgeschlossen. Es ist nicht so, wie bisher angenommen, dass die Materie Materie ist und bleibt. Denn Materie gibt es gar nicht, sondern es geschieht hier eine Information. In jedem Augenblick wird die Welt neu erschaffen, aber in Erinnerung an die Welt, wie sie vorher war. Und deshalb hat sie Ähnlichkeit, aber sie ist nicht gleich.

Manchmal haben die Erscheinungsformen der Welt ganz große Ähnlichkeit mit ihrer vorherigen Erscheinung und manchmal weniger. Dieses Pult ist z.B. nicht sehr fantasiereich, dem fällt nichts anderes ein als sich selber, und darum nennen wir es Materie. Ich drehe mich einmal um mich selbst herum – und es ist immer noch das Pult. Ihm ist nichts anderes eingefallen in der Zwischenzeit, als sich genau wieder an diesem Ort zu erschaffen. Und darin ist es sehr verlässlich – ein Ding, das sich selbst kopiert.

Wenn ich Sie anschaue und drehe mich noch einmal kurz um, dann sehe ich andere Gesichter. Wir sind „lebendig". Das heißt, wir erschaffen uns in jedem Augenblick neu, weil mit jeder Veränderung der Wirklichkeit die Welt jeweils wieder neu geschaffen wird und auf diese Weise einen Schritt weitergeht. Die Schöpfung ist nicht abgeschlossen.

Jetzt sehe ich, dass ich Gott zu Unrecht gescholten habe, als ich sagte, er könne sehen, was in der Zukunft ist, und ich nicht. Er sieht es auch nicht. Er ist genauso überrascht zu sehen, was passiert, wie Sie. Weil das, was da ist, die Zukunft auch wieder neu schöpft. Er kann sich fragen: „Ich bin neugierig, was bei diesen Dialogen an Neuem herauskommt?" Und das ist dann der nächste Ausgangspunkt dafür, wie die Welt weitergeht.

Es gibt bedingte Kreativität – Kreativität existiert. Da ist etwas, das aus dem Nichts entsteht und auch wieder dorthin zurückgeht. Das heißt, beide Richtungen sind möglich, und das bedeutet echte Kreativität. In unserer alten Betrachtungsweise verneinen wir die Kreativität in Wirklichkeit. Wir sprechen von Entwicklung und Evolution. Was heißt denn eigentlich Entwicklung? Wenn sich etwas entwickelt, passiert überhaupt nichts Kreatives. Es wird nur sichtbar gemacht, was vorher schon da war. Unsere alte Vorstellung ist, dass es keine echte Kreativität gibt, sondern es ist etwas Verborgenes sichtbar geworden. Nein, es gibt echte Kreativität im Hintergrund.

Und es gibt Indeterminismus. Die Zukunft ist nicht eindeutig definiert, aber auch nicht willkürlich, das ist wichtig. Wenn man sagt, die Zukunft ist offen, heißt das nicht, sie ist beliebig offen. Sonst hätten wir nicht Strukturen, die bleiben. Sie ist im Wesentlichen schon festgelegt, aber nicht durch das Einzelne, sondern in diesem Fall durch das Zusammenspiel von Allem. Das sind die wesentlichen Aspekte, die zur neuen Betrachtungsweise gehören.

Ich habe jetzt bereits ein bisschen gesündigt, indem ich Worte verwendet habe, die ich als Physiker eigentlich nicht hätte verwenden dürfen. Dass ich zum Beispiel hier von etwas mit Offenheit und Lebendigkeit gesprochen habe. Aber ich habe das absichtlich getan, um damit eine Abkürzung zu finden. Anstatt wie in der Physik zu sagen: „Wirklichkeit ist Potentialität", könnte ich auch genauso gut sagen: „Wirklichkeit ist im Grunde Geist oder Bewusstsein oder Liebe." Etwas ganz ohne einen Zusammenhang mit einem energetisch materiellen Substrat, frei schwebend, offen und mit einer gewissen Eigenschaft versehen, durch die die Form sich verändert. Am Anfang ist die Form, und die Materie ist eine gestaltete Form.

Also nicht, wie wir es vorher gesehen haben: die Materie zuerst, und sekundär die Form als eine gestaltete Materie. Nein, Gestalt gestaltet sich auch so, dass sich z. B. zwei Gestalten überschneiden, und der Schnittpunkt sieht dann so aus, als ob es Materie wird. Materie ist ein Erzeugnis der Gestaltung und nicht umgekehrt.

Es ist also ein ganz anderes Weltbild, das ich Ihnen hier aufgezeichnet habe. Der Kosmos ist immer eins, „advaita", nicht-zweihaft, nicht fragmentierbar. Und der Kosmos entwickelt sich, differenziert sich. Diese Differenzierung führt aber nie zu einer Trennung. Stellen Sie sich das, was schwarz gezeichnet ist, als großen Lichtball vor. Dieser Lichtball deformiert sich jetzt so, dass er Schatten bekommt, so dass es aussieht, als ob kleine Lichter voneinander getrennt sind, als ob er aus einem Sammelsurium kleinerer Lichter besteht. Das heißt, wir fangen mit dem Zusammensein an, und nicht mit dem Getrennten.

Es ist eine ähnliche Situation, wie wir sie auch beim Lebendigen haben. Wenn Sie von einer befruchteten Eizelle sagen: „Sie fängt sich an zu teilen", dann ist das falsch. Was sie macht, ist: Sie fügt eine Membran ein, so dass der Informationsfluss von links nach rechts eingeschränkt ist, und zwar spezifisch für gewisse Kanäle, und nicht für alle. Das ist nur eine Hecke, keine Betonmauer. Es ist immer noch das Eine. Aber ich spreche dann von zwei Teilen, die miteinander in Wechselwirkung sind. Aber es ist besser zu sagen: „Es ist immer noch das Eine."

Sie können es mit einer Familie in einem gemeinsamen Haus vergleichen. Wenn sich die Mitglieder etwas behindern, zu viel Lärm machen, dann gehen sie einfach in ein anderes Zimmer. Aber die Türe kann immer wieder aufgemacht werden. Alle zusammen bilden immer noch einen gemeinsamen

Haushalt. Auf diese Weise ist Entwicklung eine Differenzierung, die Einheit hört nie auf. Wir sind immer Teil desselben Ganzen. Auch wir, die wir hier im Raum sitzen.

An dieser Stelle mache ich wieder einen Sprung, den ich von dem Niveau aus, von dem ich immer noch spreche, eigentlich nicht machen dürfte. Wir hängen alle im Grunde immer zusammen. Wir sind gewissermaßen wie die Schaumkämme auf einem Ozean, die alle weiß und getrennt voneinander sind. Aber wir sind Schaumkronen, die auf demselben Wasser schwimmen, die alle miteinander zusammenhängen.

Ich will hier nicht darauf eingehen, wie es geschehen kann, dass Schatten entsteht, wenn Licht mit Licht in Wechselwirkung tritt. Das ist für viele erstaunlich. Wenn Licht mit Licht zusammentrifft, dann kann es doch nur mehr Licht geben, meinen sie. Aber die Logik, die dahinter steht, ist eine andere. Im Hintergrund steht nicht die zweiwertige Logik des „Entweder - oder", von der wir in unserem täglichen Leben Gebrauch machen.

Es ist eine andere Logik, die unendlich vieldeutig ist. Dieses allmähliche Hinübergehen vom Ja zum Nein nennen wir in der Physik „Phasenwinkel". Es ist wesentlich für den Wellencharakter. Das bedeutet, dass zwischen Ja und Nein ein Spiel besteht, so dass das Eine in sein Gegenteil übergehen kann. Wenn so etwas mit sich selbst spielt, kann es durch Überlagerung auch Schatten bilden, das heißt die Abwesenheit erzeugen.

Die Bedeutung für unsere Lebenswelt

Jetzt werden Sie sagen: „Es ist ja ganz schön, wenn es so etwas gibt, aber welche Rolle spielt das schon für unsere Lebenswelt? Wir sind überhaupt nicht an diese Sicht der Welt gewöhnt, aber immerhin gehen wir damit um. Wie kann es sein, dass im Grunde die Welt so aussieht, dass sie sich so, auf diese Weise darstellt?"

Ich will jetzt einmal ganz unverblümt behaupten: Die Welt, wie ich sie hier geschildert habe, erinnert mehr an das Lebendige als an das Tote. Wir meinen gewöhnlich, dass die Dinge irgendwie aus einem Untergrund entstehen. Nur aus der hier geschilderten Sicht erscheint es so, dass etwas aus dem Nichts kommt. Ein neuer Gedanke ist wirklich ein neuer Gedanke. Sie können stolz sein, es ist wirklich ein neuer Gedanke, und man braucht auch nicht nach seiner Ursache zu suchen. Alles sind neue Gedanken. Auch, dass dieses Pult hier steht, auch dies ist ein neuer Gedanke. Nur eben nicht sehr interessant, weil mir nichts anderes eingefallen ist. Aber es ist zumindest auch etwas Neues.

Wir haben eine Welt, die eigentlich alle Attribute des Lebendigen besitzt. Jetzt fragt man sich: Warum sieht die Welt, von der wir umgeben sind, so trostlos unlebendig aus? Zunächst einmal ist es eine Frage unserer Wahrnehmung. Was sich nicht verändert, prägt sich uns ein, und hinterlässt den Eindruck, es ist besonders wichtig, weil es sich nicht verändert hat. Durch die Art unserer Wahrnehmung sehen wir die Langweiler ganz besonders deutlich. Das ist leicht zu verstehen: Wenn jemand sich nicht ändert, muss ich nur einmal kurz einen Eindruck von ihm haben. Komme ich nach zehn Stunden wieder zurück, steht er immer noch so da. Sich das zu merken, ist viel einfacher, als wenn ich immer wieder neu hinschauen muss. Unser Hintergrund bewirkt also, dass er in dieser Weise feststeht.

Und nun nehmen Sie einmal diese Welt und machen das Folgende: Nehmen Sie einen Sack voller „*Wirks*"; so nenne ich die Urwirkungen. Stellen Sie sich vor, Sie nehmen Billionen mal Billionen „*Wirks*" – das ist ungefähr, was in einem Gramm Materie enthalten ist – und schütteln das ordentlich durch. Dann kommt genau die Welt heraus, die wir mit der klassischen Physik beschreiben: feste Gesetze, Gegenstände, Materie, die aussieht, als ob sie unveränderlich wäre, und all diese Dinge, die wir so bewundern. Es ist das ausgemittelte lebendige Chaos, das eigentlich kein Chaos ist, denn es ist ja auf sich bezogen.

Gestern habe ich den Oberbürgermeister von München getroffen, der gerade vom Städtetag zurückkam. Wenn der Oberbürgermeister auf dem Städtetag eine Rede über *den* Münchner hält, dann ist dieser eine ganz traurige, mittelmäßige Figur. Mittelt man eine Million Münchner, dann kommt dabei einfach nichts Interessantes heraus. Die ganze Lebendigkeit ist herausgemittelt. Aber es bleiben ein paar charakteristische Dinge hängen – und genauso ist das mit der klassischen Physik. Sie ist also nicht falsch, aber sie zeigt nur die Tendenz. Wenn wir mitteln und gut durchmischen, dann kommt das heraus, was wir unsere Welt nennen.

Man könnte nun sagen: „Gut, dann bin ich ja aus dem Schneider. Dann habe ich halt nur mit diesen Billionen mal Billionen *,Wirks'* zu tun. Warum soll mich dann eigentlich noch das Einzelne interessieren? Diese Welt ist von mir abgekoppelt."

Es sei denn sie arbeiten als Physiker. Denn als solche haben wir diese Welt ja erkannt! Wir haben Apparate wie zum Beispiel die Streamerkammer gebaut. Oder stellen Sie sich eine *Wilson*'sche Nebelkammer vor, durch die verschiedene Teilchen hindurchfliegen, die es eigentlich gar nicht gibt. Diese Teilchen gibt es nicht, sie sind nicht sichtbar, aber sie hinterlassen Spuren. Diese Spuren bestehen aus Wassertröpfchen, wie die Kondensstreifen von Flugzeugen. Das Flugzeug ist nicht zu sehen, nur die Kondensstreifen. Jede Linie in der Streamerkammer entspricht einem Elektron, das entlang geflogen ist, das ich aber nicht sehe. Stattdessen bilden sich in der mit Wasser gesättigten Luft Wassertröpfchen infolge einer kleinen Störung.

Wenn man also das System in eine instabile Situation bringt, dann spricht es darauf an und zeigt diese Wassertröpfchen. Das heißt, die Fußspuren sind erkennbar, und die kann ich messen und so indirekt auf die Elektronen schließen. Ich sehe nur die Fußstapfen, aber nicht, wer darüber gelaufen ist. Denn den gibt es gar nicht, der ist nur so ungefähr darüber geschwebt. Aber weil diese Fußabdrücke so groß sind, ist es auch nicht so wichtig zu wissen, wo er genau darüber gelaufen ist.

Zumindest in der Welt der Physik kann ich das also feststellen. Und, wie ich schon sagte, „ausgemittelt" sehe ich es nicht.

Jetzt will ich Ihnen mit Hilfe eines Experiments etwas zeigen. Dieses Pendel (Abb. 2), das ich mitgebracht habe, ist so in etwa das Materiellste, was Sie sich vorstellen können. Die Schwingungen dieses Pendels kann man ausrechnen. Das müssen Sie schon im Abitur wissen, wie es in Abhängigkeit von Gewicht und Pendellänge schwingt und so fort. Es läuft nach strengen Gesetzen aus, d.h. es wird immer langsamer, weil es Reibung in der Schwingachse hat, so dass die Energie allmählich geringer wird, und das Pendel letztlich nach unten hängt.

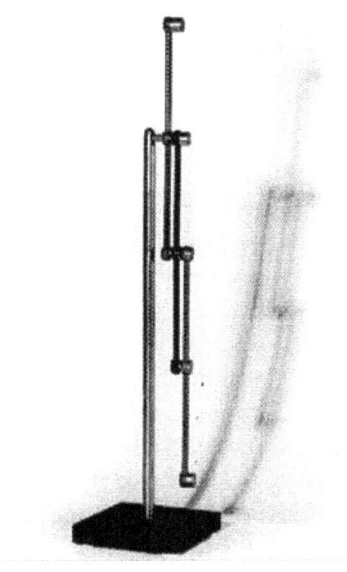

Abb. 2 Das Chaos-Pendel

Dieses Pendel kann man prognostizieren – aber nicht ganz! Es gibt an der obersten Stelle einen Punkt, an dem man nicht vorhersagen kann, was passieren wird: Fällt es links herunter oder rechts, wenn ich es genau oben loslasse? Es ist nicht ganz richtig, wenn man sagt: „Ich weiß es nicht." Man müsste sagen: „Es kommt darauf an." Ich muss wissen, wo „genau oben" ist. Wenn es ein bisschen links ist, dann fällt es links herunter, und wenn es ein bisschen rechts ist, fällt es rechts herunter.

Was bedeutet nun „genau oben"? Es bedeutet: Der Erdmittelpunkt ist ein Punkt; die Drehachse ein anderer Punkt; eine Linie, die senkrecht nach oben geht, wird durch die beiden Punkte gezogen. Der Schwerpunkt des Pendels ist ein weiterer Punkt. Je nachdem, ob dieser Schwerpunkt links oder rechts dieser Linie liegt, fällt es links oder rechts herunter. Aber je weiter ich in die Mitte gehe, umso schwieriger wird es. Ich muss ein Vergrößerungsglas nehmen und immer genauer arbeiten.

Doch irgendwann werden Sie feststellen, dass diese Methode plötzlich versagt. Aber dieser Punkt der Instabilität – Instabilität heißt Mangel an Stabilität – hat auch eine positive Konnotation. Es ist der Punkt höchster Sensibilität. An diesem Punkt spielt es eine Rolle, ob ich links oder rechts von dem Pendel stehe, weil ich eine gravitative Anziehung habe. Wenn ich rechts stehe, dann ziehe ich es zu mir nach rechts herüber, und wenn ich links stehe, dann nach links. Aber schon wenn jemand, der daneben steht, sich an die Nase greift, ist auch diese Rechnung wieder zunichte.

Jede unserer Bewegungen muss in die Rechnung mit einbezogen werden, um voraussagen zu können, in welche Richtung das Pendel fällt. Auch den Dampfer, der draußen auf dem Chiemsee vorbei fährt, muss ich mit einberechnen. Oder den Zug, der in Prien einfährt, oder im Münchner Hauptbahnhof. Oder das Licht, das vom Andromedanebel kommt.

Das heißt, an diesem Punkt nimmt das Pendel wahr, was in der ganzen Welt passiert: „Hier bin ich frei, hier darf ich sein. Und der Physikprofessor kann nicht sagen, wie ich falle. Aber ich frage den ‚Laplaceschen Dämon'. Der *Laplacesche Dämon'* ist in der klassischen Physik derjenige, der in jedem Augenblick genau weiß, was alles in der Welt passiert. Der sagt mir, ob ich links oder rechts fallen muss." Das heißt, dieser Punkt hier oben wird diktiert vom „Laplaceschen Dämon", also von etwas, was überhaupt nicht im Raum ist.

Dieses Pendel, das ich Ihnen mitgebracht habe, hat nicht nur einen dieser Instabilitätspunkte, sondern unendlich viele. Es durchläuft also unendlich viele Punkte, wo es den „Laplaceschen Dämon" fragt. Doch diesen „Laplaceschen Dämon" gibt es gar nicht. Der „Laplaceschen Dämon" ist nur die neue Physik, die sagt: Alles hängt mit allem zusammen.

Man nennt dieses Pendel ein Chaos-Pendel, weil man es nicht vorausberechnen kann. Aber es ist ein determiniertes Chaos. Dieses Pendel „greift" herunter auf die Welt, die es erkennen kann. Das heißt, es ist sensibilisiert in Bezug auf die Welt. Obwohl wir meinen, es spielt eigentlich in unserer Welt keine Rolle, es wird gar nicht berührt. Dieses einfache Pendel ist also echt lebendig in dem Sinne, wenn ich die Lebendigkeit, wie ich sie in der modernen Physik formuliert habe, mit unserer Lebendigkeit in Verbindung bringe. Auf diese Weise wird seine Lebendigkeit auf unserem Lebenswelt-Niveau sichtbar.

Mensch und Natur

Jetzt mache ich einen Riesensprung. Ich formuliere einfach: Diese Instabilität, das instabile Gleichgewicht, ist die Grundlage des Lebendigen. Das heißt, das Unbelebte und das Belebte sind aus denselben *„Wirks"* aufgebaut, die immateriell sind. Wenn ich die *„Wirks"* sozusagen strukturlos durcheinander mische, kommt das Unbelebte heraus. Aber wenn ich das System nicht durchmische, insbesondere wenn es Instabilitätspunkte hat, dann können einzelne *„Wirks"*, diese kleinen Veränderungen, auf einmal etwas im Makroskopischen bewirken.

Das ist auch der Grund, warum der Flügelschlag eines Schmetterlings einen Taifun auslösen kann. Der Taifun setzt eine Wetterlage voraus, die dem Pendel am obersten Punkt entspricht. Es ist an der Kippe und braucht nur einen kleinen Anstoß, damit der Taifun entsteht. Der Schmetterling will das ja eigentlich gar nicht. Beim Lebendigen aber kommt hinzu, dass wir diese Instabilität selber machen können, uns sensibilisieren können und dadurch die Freiheit gewinnen.

Beim Anblick dieses Chaos-Pendels werden Sie nun sagen: „Das ist aber ein unbefriedigendes Leben." Das Pendel hängt nach unten, das heißt, ist tot. Es war also ein kurzes Vergnügen, auch wenn es ein bisschen länger gedauert hat als bei dem Einzelpendel, das überhaupt nur einmal oben war und dann nur noch unten. Das Chaospendel hat sozusagen ein bisschen länger gebraucht, bis sein Leben erloschen ist.

Kann man das Lebendige etwas länger am Leben erhalten? Wie stabilisiere ich das Instabile? Eigentlich ein Widerspruch: Stabilisierung des Instabilen. Instabil bedeutet doch, dass es nicht stabil ist.

Sehen Sie, aber genau das machen wir dauernd. Haben Sie schon einmal überlegt, warum wir auf zwei Beinen laufen? Es ist doch eigentlich sehr unbequem, so immer mit einem Bein in der Luft. Doch auf einem Bein zu stehen bedeutet sagen zu können: „Hier bin ich frei, hier darf ich sein." Wenn ich das Bein oben habe, habe ich die Freiheit, in jede Richtung zu fallen. Einmal im Leben eine Entscheidung, auch wenn ich hinterher am Boden liege! Das Leben hat sich gelohnt, ich habe einmal eine Entscheidung fällen können. Viele sagen doch: „Ich habe noch nie eine Entscheidung fällen können."

Das zweite Bein ist in derselben schlechten Situation. Aber es hat auch diese Möglichkeit. Und jetzt sehen Sie: Wenn ich zwei instabile Systeme habe, und diese logistisch aneinander kopple und gehe, dann laufe ich kilometerweit durch die Gegend. Ich laufe und gehe instabil; ich falle und falle und falle und bin doch nie am Boden, sondern laufe. Das heißt, die Kooperation von differenziertem rechten und linken Bein – die beiden dürfen nicht dasselbe machen – diese Kooperation kann auf einmal die statische Instabilität dynamisch stabilisieren. Leben ist statische Instabilität, die dynamisch stabilisiert ist.

Sie werden sich nun fragen: „Warum hat der Tisch das nicht hingekriegt, warum nur ich?" Da ist noch ein Trick dabei. Wenn ich sage: „Wenn wir gehen, dann fallen und fallen wir", ist das nicht ganz richtig. Wenn Sie nämlich gehen und nach vorne fallen, geht ihr Schwerpunkt ein bisschen nach unten. Deshalb muss das vordere Bein etwas in die Knie gehen. Und wenn es dort ist, muss es sich strecken, dann erst falle ich wieder. Es ist nicht nur ein ewiges Fallen, sondern abwechselnd ein Beinstrecken und Fallen.

Dieses Beinstrecken kostet Energie. Leben funktioniert nur, wenn es energetisch gefüttert wird, wenn ein Energiefluss hindurchlaufen kann. Das heißt, diese dynamische Stabilisierung kostet Energie, deshalb ist Energie wichtig. Aber das, was wir mit dem Spirituellen, mit dem Geistigen in Verbindung bringen, ist selbst nicht Energie, es ist Sensibilität. Das ist sozusagen eine stärkere, weitere Wahrnehmungsweise, die auch gar nicht an Raum und Zeit gebunden ist. Sie ist vielmehr etwas, das Information aus einem Feld aufnimmt, das etwas mit der Anordnung von energetischen Dingen zu tun hat, aber nicht selbst Energie ist. Das ist vergleichbar mit der Folge von Nullen und Einsen auf der CD, oder mit den Luftschwankungen, die den Ton ergeben.

Dass wir Leben auf unserer Erde haben, hat etwas mit der Sonneneinstrahlung zu tun. Wir sagen: Die Sonnenenergie speist den lebendigen Prozess. Dies führt dazu, dass wir einen Gegentrend gegenüber der restlichen Natur haben. In dieser gilt: Wenn ich ein System sich selbst überlasse, geht es immer mehr in Richtung der Unordnung und nie in Richtung der Ordnung.

Das erleben Sie jeden Tag an Ihrem Schreibtisch: Er wird immer nur unordentlicher. Der Grund ist einfach. Das Grundgesetz dafür ist das, was wir als den zweiten Hauptsatz der Thermodynamik bezeichnen. Sie kennen ihn nur in einer anderen Form: In Zukunft passiert das Wahrscheinlichere wahrscheinlicher.

Manche haben den Eindruck, das ist überhaupt kein Naturgesetz, es ist einfach evident. Deshalb nennt man es ja wahrscheinlicher, weil es wahrscheinlicher ist. Aber genau aus diesem Grund wird Ihr Schreibtisch immer unordentlicher, weil der aufgeräumte Zustand des Schreibtisches ein ganz unwahrscheinlicher ist. Der total durchmischte Zustand jedoch ist der wahrscheinlichste. Das können Sie sehen, wenn der Schreibtisch total unordentlich ist. Wenn Sie dann noch eine Stunde dran „herumwurschteln", wird er nicht noch unordentlicher. Da ist ein Sättigungszustand erreicht, dem alles zustrebt. Das ist auch der Grund, warum wir so pessimistisch sind, dass wir so etwas wie Frieden unter den Menschen herstellen könnten. Wir meinen: „Wie willst du das denn machen? Da sind all diese Leute mit ihren verschiedenen Ideen. Lässt du sie aufeinander los, gibt es am Ende nur noch mehr Unordnung." Wer so spricht, missversteht, dass dies das Paradigma des Toten ist. Das Paradigma des Lebendigen basiert nicht auf abgeschlossenen, sondern auf offenen Systemen, die unter Sonneneinstrahlung sind. Durch uns geht Ordnungsenergie hindurch, die wir aufnehmen. Das bedeutet so viel wie eine ordnende Hand auf meinem Schreibtisch: Am Wochenende kommt meine Hand und räumt den Schreibtisch auf.

Für eine geordnete Bewegung brauchen Sie Energie. Das ist die Bewegung, die durch gespeicherte Sonnenenergie zustande kommt. Wenn Sie keine

Bewegungen machen, dann ist der Schreibtisch hinterher nicht aufgeräumt. Das Wesentliche daran ist aber: Wenn Sie ein Papier in die Hand nehmen und einen kurzen Blick darauf werfen, ob es erledigt oder unerledigt ist, entscheiden Sie, auf welchen Stapel Sie es legen. Sie nützen diese Bifurkation aus und treffen eine Entscheidung, um es auf eine gewisse Weise zu ordnen.

Wir brauchen die Bifurkation. Wir müssen die Sensibilität haben, im Fall des Schreibtischs nicht einfach nur die Papiere hin und her zu schieben. Das tun wir manchmal auch, und dann ist der Schreibtisch noch schneller durcheinander gebracht, als wenn ich sie hätte liegen lassen. Beim Kartenmischen verwenden wir dieses Prinzip sehr produktiv, wir wollen ja nicht 100 Jahre warten, bis sie sich von alleine gemischt haben.

Diese Entscheidung, diese Sensibilität ist hier wichtig. Der Prozess, gegen die Unordnung anzugehen, braucht immer diese kleine Entscheidung, kann nicht in beliebig kurzer Zeit entstehen. Das ist auch der Grund, warum die Aufwärtsbewegung, die wir im Lebendigen haben, nicht in der Rastlosigkeit passieren kann. Wenn ich die Prozesse immer weiter beschleunige, wie wir es im Augenblick erleben, dann bevorzugen wir die abbauenden Prozesse. Die aufbauenden brauchen immer diesen Augenblick, nicht nur die ordnende Hand, sondern auch das Nachsehen, die Bifurkation: Mache ich es jetzt so oder so? Diese entscheidende Möglichkeit muss ich haben.

Das ist ein Lernprozess, den wir hier auf der Erde haben, den wir aus dem geistigen Hintergrund bekommen. Ich nenne es jetzt einmal den geistigen

Hintergrund, in den wir alle eingetaucht sind. Wir treffen die richtigen Entscheidungen nicht nur auf Grund unserer persönlichen Entscheidung, wir sind vielmehr angekoppelt an Verhaltensweisen, die wir in den dreieinhalb Milliarden Jahren der Entwicklung des Lebendigen hier auf der Erde gelernt haben.

Das heißt, wir brauchen zur Orientierung die Gemächlichkeit. Wenn wir die nicht wahren, dann entwickelt sich alles nur in der Richtung, dass das Wahrscheinlichere viel wahrscheinlicher passiert. Das ist auch der Grund, warum alle Aufbauprozesse von Natur aus langsam erfolgen müssen. Das bedeutet ein Aushebeln des zweiten Hauptsatzes der Thermodynamik, aber auf eine ganz definierte Weise, wo es dann heißt: In Zukunft ist das Unwahrscheinliche nicht unwahrscheinlich.

Vergleichen Sie es mit einem Bergsteiger. Wenn Sie einen Bergsteiger oben auf dem Gipfel sehen und ein bisschen später wieder im Tal, dann wird sich keiner darüber wundern. Dieser Weg von oben nach unten, den kann ich auch einfach durch Abstürzen in sehr kurzer Zeit erledigen. Aber dass der umgekehrte Weg überhaupt möglich ist, ist eigentlich unverständlich. Denn die Gravitation bewirkt, dass es nach unten einfacher ist als nach oben. Doch wenn der Bergsteiger den Berg hoch geht, gewissermaßen durch Kooperation von Fels und Mensch auf den Berg steigt, entspricht dies genau dem Lebensprozess. Der Lebensprozess bedeutet, dass hier auch das Kreative eine Rolle spielt.

Aber eigentlich ist das Kreative, wenn man genau hinschaut, zunächst einmal ein Störenfried. Denn es hat sich ja schon etwas gebildet, was gut mitein-

172

ander kooperieren kann. Wir haben das eingeübt und es geht wunderbar. Jetzt kommt plötzlich ein kreativer Geist daher und bringt da Unordnung hinein. Das Kreative ist das so genannte Böse – aber nur das so genannte. In der Tat bringt die Abweichung das System aus dem augenblicklichen stabilisierten Ungleichgewicht heraus. Innerhalb seiner Toleranzschwankungen bekommt es jetzt einen Stoß und muss ihn wieder auffangen. Das ganze System versucht nun, diese Abweichungen aufzufangen. Genau das passiert, wenn die Störung nicht zu groß ist.

Das ist wie bei einer Infektion, bei der wir sagen: „Lass den Körper das verarbeiten." Ich weiß nicht, was da im Hintergrund passiert, da wird sich schon einiges abspielen, bevor sich zum Beispiel eine Wunde wieder schließt. Am Schluss entsteht jedoch ein System, das eine Stufe höher ist. Das noch robuster ist, würden wir sagen. Es war schon vorher gesund, weil es innerhalb der Toleranzbreite war, aber anstatt abzustürzen, wurde es noch robuster. Es ist in diesem Fall eigentlich noch eine Stufe höher gekommen. Das ist der Grund der Evolution.

Der Heilungsprozess nach dem kreativen Effekt ist der eigentliche Grund der Evolution und nicht der kreative Effekt selber. Das wäre viel zu einfach, so einfach kann man nicht die Welt verändern. Aber man kann sie lange genug an einem Punkt anstoßen und so einen Heilungsprozess in Gang setzen.

Die Erfahrung des Transzendenten

Nun will ich noch etwas über diese höheren Strukturen sagen, über die Evolution des Lebendigen. Es braucht nicht nur einen Energiefluss, sondern auch die Lernprozesse, die dazu gehören. Sie sind letztendlich in diesem Potentialfeld, das lernfähig ist, im Hintergrund angelegt. Es ist kein Energiefeld, es ist mehr der Software in Ihrem Computer vergleichbar – der Software und ihrem Zusammenspiel, was sich zum Beispiel in einem Aufsatz ausdrückt, den alle als sehr gescheit empfinden. Doch was darin an Gescheitem steckt, hat nichts mit Energie zu tun. Sie können einen anderen Aufsatz daneben setzen, der genau dieselbe Länge hat, der aber strohdumm ist. Und wenn Sie den Energieverbrauch von beiden messen, ist dieser genau gleich. Daran merken Sie, dass das, was gescheit ist an dem Aufsatz, überhaupt nichts mit Energie im physikalischen Sinne zu tun hat.

Diese Anordnung ist sozusagen eine organismische Struktur, nicht nur eine Differenzierung, die gelernt hat, wie was zusammenspielt. Dieses Zusammenspiel ist ein Plussummenspiel, in dem der Vorteil des einen auch der Vorteil des anderen ist. Das hat überhaupt nichts mit Altruismus zu tun. Es ist ja ein Ganzes. Wenn sich die einzelnen Teile des Ganzen gegeneinander verhalten, dann kommt es zu keiner höheren Entwicklung. Das Zusammenspiel ist nötig, um die Robustheit zu stärken. Beim Beispiel einer Infektion bedeutet das, dass man einen Modus findet, wie die verschiedenen Kräfte, die da sind, sich so anordnen, dass sie die Infektion auffangen.

Sie können auch kein gutes Gedicht schreiben, wenn der Buchstabe A mit dem Buchstaben B in Streit kommt. Der eine sagt: „Ich bin ein Vokal, ich bin viel einfacher zu hören." Der andere sagt: „Aber ich bin größer als du." Und dann hauen sie sich die

Köpfe ein, und am Schluss hat man nur ein einzelnes A und ein B, die nichts miteinander anfangen können. Aber wenn das A und das B sich zusammentun und noch ein L dazunehmen, dann können Sie schon mit einem „Blabla" anfangen. Und dann sind wir schon eine Stufe höher. Dann können intelligentere Worte hinzukommen, dann kommen die Sätze, und schließlich die Gedichte – gleichsam höhere Niveaus dieser Stufen. Es ist nicht nur Differenzierung, sondern das Differenzierte kooperiert miteinander. In diesem Sinne ist in meiner Sprache auch eine DNA eine höhere Ordnungsstruktur als ein Kristall. Ein Kristall ist sehr regelmäßig angeordnet, aber es ist nicht in einer höheren Ordnungsstruktur. Wenn ich ein Stück davon sehe, weiß ich, wie das ganze Kristall aussieht. Bei der DNA weiß ich das nicht, da muss ich das Ganze nehmen. Das ist schon eher wie ein Gedicht, das eine ungeheuer hohe Ordnungsstruktur hat.

Nehmen Sie dieses wunderbare Gedicht „Grenzen der Menschheit" von *Goethe*, das ich sehr liebe (Abb. 3).

Die Ordnungsstruktur in diesem Gedicht können Sie nicht ermessen, wenn Sie das Gedicht nur blind vermessen, wie ein Naturwissenschaftler es machen würde. Dass es auf mich Eindruck macht, hat gar nichts mit den Buchstaben und den Worten zu tun, sondern mit den Bedeutungen und den Zusammensetzungen, mit dem Rhythmus und all diesen Dingen. Es bezieht mich mit ein. Ich als Leser mit dem Gedicht mache den Wert dieses Gedichts aus. Und

GRENZEN DER MENSCHHEIT

Johann Wolfgang von Goethe

Wenn der uralte,
Heilige Vater
Mit gelassener Hand
Aus rollenden Wolken
Segnende Blitze
über die Erde sät
Küß ich den letzten
Saum seines Kleides,
Kindliche Schauer
Treu in der Brust.

Denn mit Göttern
Soll sich nicht messen
Irgendein Mensch.
Hebt er sich aufwärts
Und berührt
Mit dem Scheitel die Sterne,
Nirgends haften dann
Die unsicheren Sohlen,
Und mit ihm spielen
Wolken und Winde.

Steht er mit festen,
Markigen Knochen
Auf der wohlgegründeten
Dauernden Erde
Reicht er nicht auf,
Nur mit der Eiche
Oder der Rebe
Sich zu vergleichen.

Was unterscheidet
Götter von Menschen?
Daß viele Wellen
Vor jenen wandeln,
Ein ewiger Strom:
Uns hebt die Welle,
Verschlingt die Welle,
Und wir versinken.

Ein kleiner Ring
Begrenzt unser Leben,
Und viele Geschlechter
Reihen sich dauernd
An ihres Daseins
Unendliche Kette.

Abb. 3

wenn ich nicht Deutsch kann und überhaupt nicht weiß, dass Goethe ein berühmter Poet war, habe ich vielleicht nicht furchtbar viel von dem Gedicht. Dann sieht das Gedicht vielleicht für mich einfach so aus:

Das ist dasselbe Gedicht. Ich habe nur die Buchstaben am Alphabet gespiegelt, A mit Z vertauscht, B mit Y usw. (Abb. 4), um Ihnen zu zeigen: Vom naturwissenschaftlichen Standpunkt aus ist die Information, die in diesem Gedicht steckt, genau dieselbe wie vorher. Objektiv betrachtet sind beide Gedichte genau dasselbe. Ich muss nur den Code kennen, dann sehe ich dieselbe Information. Es ist keine Information verloren gegangen.

Sie müssen sich vorstellen: Wenn wir die Welt draußen ansehen, dann sieht sie für uns so aus. Wir sehen die Buchstaben und wir sehen die Worte, wir sehen die Vielfalt und all das, aber wir haben den Sinn nicht verstanden. Weil wir die Sprache nicht kennen. Und so geht es uns auch untereinander. Wir sehen einige äußere Dinge und bewerten die Menschen nach gewissen Symptomen und Syndromen. Aber haben wir eigentlich ihre Persönlichkeit erfahren? Das ist das, was im Hintergrund steht, und das ist nicht unabhängig von meiner Sprachfähigkeit und von meiner persönlichen Erfahrung.

Das heißt, wir begegnen den anderen Menschen auf diese Art und Weise, und auch die Natur und die Vielfalt bewundern wir alle. Wir sagen: „Der liebe Gott hat viel Freude gehabt an der Vielfalt." – Nein, da ist sozusagen etwas im Hintergrund, und das sehe ich nicht.

TIVMAM WVI NVMHXSSVRG

Qlszmm Dloutzmt elm Tlvgsv

Dvmm wvi fizogv,
Svrortv Ezgvi
Nrg tvozhhvmvi Szmw
Zfh iloovmwvm Dlopvm
Hvtmvmwv Yorgav
:Fyvi wrv Viwv h:zg
P:fhh rxs wvm ovgagvm
Hzfn hvrmvh Povrwvh,
Prmworxsv Hxszfvi
Givf rm wvi Yifhg.

Wvmm nrg T:lggvim
Hloo hrxs mrxsg nvhhvm
Ritvmwvrm Nvmhxs.
Svyg vi hrxs zfud:zigh
Fmw yvi:fsig
Nrg wvn Hxsvrgvo wrv Hgvimv,
Mritvmwh szugvm wzmm
Wrv fmhrxsvivm Hlsovm,
Fmw nrg rsn hkrvovm
Dlopvm fmw Drmwv.

Hgvsg vi nrg úrg uvhgvm,
Nzrprtvm Pmlxsvm
Zfu wvi dlsotvti:fmwvgvm
Wzfvimwvm Viwv
Ivrxsg vi mrxsg zfu,
Mfi nrg wvi Vrxsv
Lwvi wvi Ivyv
Hrxs af evitovrxsvm.

Dzh fmgvihxsvrwvg
T:lggvi elm Nvmhxsvm?
Wzhh ervov Dvoovm
Eli qvmvm dzmwvom,
Vrm vdrtvi Hgiln:
Fmh svyg wrv Dvoov,
Evihxsormtg wrv Dvoov,
Fmw dri evihrmpvm.

Vrm povrmvi Irmt
Yvtivmag fmhvi Ovyvm,
Fmw ervov Tvhxsovxsgvi
Ivrsvm hrxs wzfvimw
Zm rsivh Wzhvrmh
Fmvmworxsv Pvggv.

AAAaaaaaaaaaaaaaaaaaaaaaaa

BBBbbbbbb

Cccccccccccccccccccccccccc

DDDDDDdddddddddddddddddddddddddddddddddddd

EEEEEEEEEEeeeeeeeeeeeeeeeeeeeeeeeeeeeeeeeeeeeeeeeeee
eeeeeeeeeeeeeeeeeeeeeeeeeeeeeeeeeeeeeeeeeeeeeeeeeeee
eeeeeeeeeeeeeeeeeeeeeeeeeeeeeeeeee

fffff

GGGGGgggggggggggggg

HHHHHhhhhhhhhhhhhhhhhhhhhhhhhhhhhhhhhh

IIiiiiiiiiiiiiiiiiiiiiiiiiiiiiiiiiiiiiiiiiiiiiiii

Jj

KKKKKkkkkk

Lllllllllllllllllllllllllllll

MMMMMMmmmmmmmmmm

NNNNNnnnnnnnnnnnnnnnnnnnnnnnnnnnnnnnnnnnnnnnnnnnn
nnnnnnnnnnnnnnnnnnnnnn

Ooooooooooooooooo

p

RRRRRRrrrrrrrrrrrrrrrrrrrrrrrrrrrrrrrrrrrrrrrrrrrrrr

SSSSSSSSSSSsssssssssssssssssssssssssssssssss

TTttttttttttttttttttttttttttttttttttttttt

UUUuuuuuuuuuuuuuuuuuuuuu

VVVvvvvvv

WWWWWWWWWwwwww

Zzzzz

....

,,,,,,,,,

Abb. 5

Und das machen wir als Techniker daraus, wenn wir sagen: „Lasst uns doch die Welt in den Griff bekommen."

Das ist das Goethe-Gedicht, so geschrieben, wie wir es als Menschen haben wollen, wenn wir die Natur managen wollen. Wir sagen: „Lasst uns da ein wenig Ordnung reinbringen. Ich kann kurz sagen, was der wesentliche Inhalt dieses Gedichtes ist: Das sind einfach die Buchstaben, fertig, aus." (Abb. 5)

Hier sehen Sie den großen Unterschied. Wenn wir die geistige Dimension vernachlässigen, dann erkennen wir nicht das Wesentliche.

Ich möchte Ihnen noch ein weiteres Bild zeigen. Dieser Aspekt ist mir sehr wichtig, weil er auch etwas mit unserer Wahrnehmung, mit unserer Lebenswelt zu tun hat. Wenn wir der Vorstellung des Lebendigen folgen, das den Gesetzen der Instabilität gehorcht, dann ist das ganze Biosystem wie ein großes Kartenhaus, in dem eine Karte sorgfältig auf die andere gestützt ist. Und wir, die Krone der Schöpfung, tanzen dort oben herum mit dem Gefühl, als stünden wir auf einer Granitpyramide und könnten mit dem, was unter unseren Füßen ist, anfangen, was wir wollen. Wir ziehen Karten heraus, wir tanzen und toben herum und führen ein lustiges Leben. Wir sehen nicht, dass das Lebendige auf Instabilität aufgebaut ist.

Anders als dieses Kartenhaus (Abb.6), das seine begrenzte Stabilität nur durch Reibung erhält, ist die Lebenspyramide zwar eine stabilere Sache. An jeder Karte wirken Kräfte und Gegenkräfte. Wenn der Mensch dort oben an der Spitze der Pyramide herumtanzt, könnte man sagen, dass sie das gewohnt ist. Sie fängt das mit ihrer Robustheit auf. Das ist so ähnlich wie bei einer Menschenpyramide im Zirkus. Wenn der Kleinste hochklettert, verschieben alle ein bisschen das Gewicht; sie stürzt nicht so einfach ein wie ein Kartenhaus.

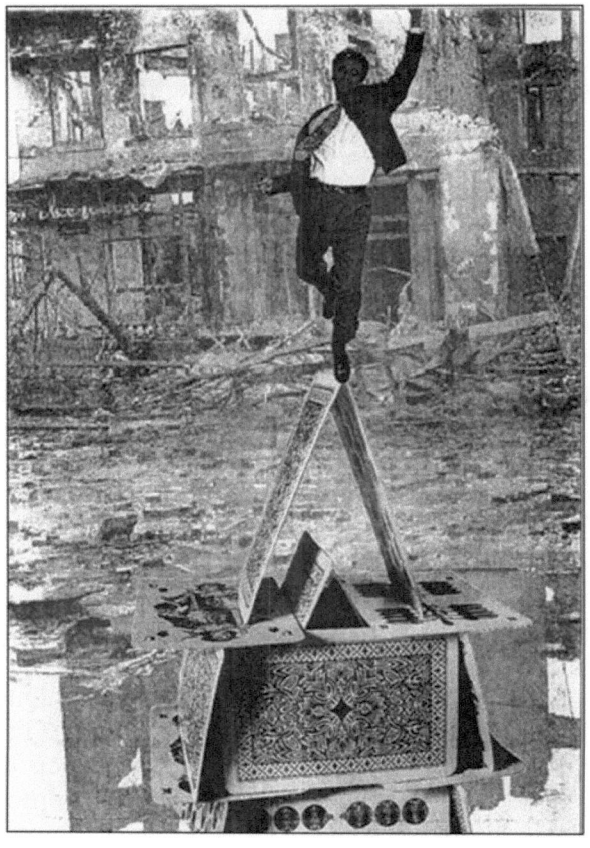

Abb. 6

Doch wir müssen darauf achten, dass diese Lebenspyramide nur eine begrenzte Robustheit hat. Wir müssen darauf achten, wenn wir mit unserem Herumtanzen die stabilisierenden Kräfte überschreiten, wenn diese Kräfte größer werden als die Kräfte für die Stabilisierung dieses Systems, die durch die Sonne kommen, dann wird uns dieses Kartenhaus zusammenkrachen. Und es wird von oben her anfangen einzustürzen, wir werden die ersten sein. Dies ist der Grund, warum wir das dringend beachten müssen.

Andererseits müssen wir aber auch sehen, dass die Instabilität ein wesentlicher Punkt unserer Lebendigkeit ist. Auch in dem Zusammenhang, wenn wir z. B. von Terrorismus sprechen. Lebendigkeit ist unbedingt verknüpft mit Unsicherheit. Der Punkt dort oben, wo ich mich am unsichersten fühle, ist der Punkt höchster Kreativität. Und wenn ich Angst vor diesem Punkt habe, werde ich nicht kreativ sein. Das ist unsere Schwierigkeit. In einer Welt, die in Angst lebt, und sei es nur in unterschwelliger Angst, bleiben wir weit weg von den Punkten, an denen wir uns in dieser Instabilität und zugleich in unserer höchsten Sensibilität befinden.

Dort haben wir den Rückgriff auf unsere Quellen an der Basis der Lebenspyramide, wo wir alle zusammenhängen, was auch bedeutet, dass das, was ich erfahre, eigentlich nicht mir zugeordnet ist. Es ist nicht so etwas wie nur eine Resonanz. Die Quelle, aus der ich schöpfe, ist unsere gemeinsame Quelle. Meine Ahnung und meine Intuition verdienen nicht mehr den Namen Hans-Peter. Wenn ich dort unten an der Basis bin, und ich habe es noch nicht einmal begriffen, ist es sozusagen für alle präsent. Aber ich muss die Möglichkeit haben, meine Sensibilität aus dieser Quelle zu nehmen.

Ich wollte Ihnen am Schluss noch ein Experiment zeigen. Es wird mir leider nicht ganz gelingen. Ich trage auf allen meinen Reisen sonst immer ein Kaschmirwollknäuel mit mir herum. Und diesmal habe ich es zu Hause liegen gelassen, weshalb ich es Ihnen nicht wie beabsichtigt vorführen kann. Ich habe eine der Schwestern hier nach einem Wollknäuel gefragt. Aber auch in einem Kloster gibt es anscheinend keine Leute mehr, die stricken. Ich habe kein Wollknäuel bekommen, wie ich es eigentlich wollte, sondern nur ein Knäuel aus Gardinenstrick. Damit kann das Experiment nicht ganz funktionieren, deshalb muss ich Ihre Fantasie ein bisschen in Anspruch nehmen.

Stellen Sie sich vor, dies wäre ein Wollknäuel aus Kaschmirwolle. Dann würde ich sagen: Die Welt ist wie dieses Wollknäuel. Sie sehen sich an: „Mein Gott, wie komplex das aussieht. Wie soll man das machen, in diese Welt einzudringen?"

Dann kommen die supergescheiten Naturwissenschaftler daher und sagen: „Ha, sieh mal! Das ist ja nur ein Faden, der aufgewickelt ist." Das Welterklärungsmodell der Naturwissenschaftler lautet also: Die Welt ist einfach nur ein aufgewickelter Faden. Damit ist ein Nobelpreis gewonnen und die Wissenschaft hat am Ende alle Rätsel gelöst.

Doch wenn das jetzt wirklich ein Kaschmirwollknäuel wäre, dann würde man sehen: Wenn ich diesen Faden abziehe, hängen daran lauter kleine Fusseln, die ich dabei zerreiße. Das macht nichts aus, bis auf die Fusseln ist es nur ein Faden. Aber die Fussel ist genau das, was alles verbindet. Das heißt, wenn ich eine Welt nähme und die Liebe weglassen würde, dann wäre sie nur ein aufgewickelter Faden. Die Fusseln sind das Wesentliche, und dieser aufgewickelte Faden, das sind zusammengewickelte Fusseln, das sind inaktivierte Lebendigkeiten.

Dieses Knäuel hier aus Gardinenstrick ist mehr ein Bild der Welt, wie sie jetzt ist. Die Liebe ist zu schwach, und deshalb fällt das Knäuel auch auseinander, wenn ich es in die Luft werfe. Aber in der eigentlichen Welt sind die Fusseln so stark, da kann ich das Knäuel hochwerfen, es wird nicht auseinander fallen. Der eigentliche Zusammenhalt kommt durch die Fussel, das, was dazwischen ist. Und die Materie ist nur verfilzte Fussel, die ihre Lebendigkeit eingebüßt hat, weil sie sich selbst die Hände gebunden hat.

Fragen an Hans-Peter Dürr

Habe ich das richtig verstanden, dass der Tisch nur deshalb seine Form nicht ändert, weil er die Sonnenenergie nicht aufnehmen kann? Und sind wir sicher, dass der Tisch die Form nicht doch ändert, aber wir es mit unseren begrenzten Möglichkeiten vielleicht nicht sehen oder messen können? Sind all diese blauen Stühle vielleicht unterschiedlich und nur in unseren Gedanken so blau und gleichförmig?

Doch, der Tisch ist ebenfalls lebendig, aber er schaut sehr tot aus. Das hängt eben mit der Unschärferelation zusammen. Wenn der Oberbürgermeister von München über den Münchner spricht, dann ist dieser Münchner, von dem er spricht, eigentlich eine Konstruktion, ebenso wie es eine Konstruktion ist, wenn ich „Pult" sage. Der Mittelwert von allen Münchnern enthält das Charakteristische. Wenn ich genau hingucke, dann „wackelt" dieser Mittelwert selbstverständlich dauernd ein bisschen. Aber die Charakteristika kommen damit zum Ausdruck.

Also, es ist nicht so, dass die ganze Lebendigkeit draußen ist, sondern mehr so: Nehmen Sie einen Würfel und werfen ihn auf den Tisch. Ich weiß vorher nicht, ob ich eine Eins oder eine Drei oder eine Sechs würfle. Da gibt es eine große Unsicherheit, und das meine ich mit „wie lebendig". Es kommt immer wieder anders, wenn ich werfe.

Aber wenn ich eine Million Würfel gleichzeitig auf den Tisch werfe, bekomme ich immer dasselbe Ergebnis. Alle Zahlen sind gleich oft vorhanden, plus-minus ein Tausendstel. Diese Abweichung gibt es. Das heißt, die Aussage „Es ändert sich überhaupt nichts" gilt immer nur, wenn es unendlich viele von diesen „Wirks" wären – und die gut durchgemittelt. Dann würde das herauskommen.

Der Tisch ist tatsächlich nie genau am selben Ort, er wackelt hin und her. Auch seine Struktur vibriert, z. B. mit dem Schall. Er ist also nicht immer gleich, das ist richtig. Er verliert seine Lebendigkeit nicht. Wichtig ist die Feststellung: *Alles ist im Grunde lebendig.* Die Frage „Wann fängt das Leben an?" ist eigentlich falsch. Das, was wir als „Leben" bezeichnen, ist etwas anderes als diese Lebendigkeit.

Es ist etwa so, wie wenn Sie ein Stück Eisen haben und fragen: „Ist das Stück Eisen magnetisch oder nicht?" Es gibt Eisen, das nicht magnetisch ist. Nehme ich einen Hammer und klopfe darauf, ist es auf einmal magnetisch. An sich ist der Magnetismus im Eisen enthalten, aber erst wenn sich die Teilchen ausrichten, merke ich es auch. Vorher ist der Magnetismus „verrauscht" oder „verflackert". An sich ist die Struktur da, aber sie kommt nicht zum Ausdruck.

Kann ich denn jetzt noch weiter gehen und sagen, der Tisch ist gar nicht da? Er ist nur in meinen Gedanken oder in meinen Vorstellungen?

Ich würde das nicht sagen. Viele glauben, dass die Welt um uns herum etwas mit unserem Bewusstsein zu tun hat. Das heißt, der Tisch entsteht, weil er in unserem Bewusstsein ist. Ich sehe das nicht so. Von der Physik her sehe ich es so, dass diese Potentialität im Hintergrund die Eigenschaft hat, dass sie immer wieder gerinnt. Sodass die Materie wie die

Schlacke des Geistes aussieht und genau diese Eigenschaft hat.

Diese Schlackenbildung passiert auch in unserem Kopf, wenn eine Ahnung in eine Idee verwandelt wird. Die Ahnung hat noch diese Potentialität. Sie ist, was wir erleben. Sie ist noch viel allgemeiner, aber noch nicht greifbar. Und auf einmal sage ich: „Heute ist mir eine Idee gekommen!" und spreche sie konkret aus. Dann ist es sozusagen auskristallisiert oder „geronnen".

Wenn ich sage: „Ich habe schon monatelang eine Ahnung gehabt", dann war das das Vorstadium. Aber als ich die Ahnung hatte, konnte ich es nicht aussprechen. Im Stadium der Ahnung spreche ich nicht, sondern erst, wenn es in mein waches Bewusstsein kommt. Das wache Bewusstsein ist meines Erachtens die energetisch materielle Manifestierung der Information, die das Geistige im Ursprünglichen hat. Und mein Gehirn ist verantwortlich dafür. Auf einmal merke ich ein Signal und kann es mit Instrumenten feststellen. Wenn ich sage: „Mensch, mir ist eine Idee gekommen!", werden die Gehirnphysiologen feststellen: „Wir haben auch einen Blitz gesehen, da ist etwas passiert." Aber wenn ich sage: „Ich habe eine Ahnung", dann werden sie überhaupt nichts sehen. Weil die Ahnung nicht in mir ist, sondern in der ganzen Welt; sie gehört gar nicht zu mir.

Also, ich würde sagen: Die Aussage, dass die Welt diese materielle energetische Erscheinungsform hat, entsteht praktisch aus dieser Physik heraus, die ich vor Augen habe. So verrückt sie auch in ihrer Formulierung ist, ich sehe, sie erlaubt mir zu sagen, in welchem Fall es passiert.

Ich will Ihnen ein anderes Beispiel geben. Leider habe ich alle meine Spielzeuge vergessen. An dieser Stelle müsste ich eine Taschenlampe nehmen und sie hier auf die Wand richten. Dann würden Sie dort einen hellen Fleck sehen. Warum? Sie würden sagen: „Warum denn nicht? Du hältst doch die Taschenlampe dort hin." Aber das Licht ist eine Wellenbewegung, und wenn es aus der Taschenlampe vorne herauskommt, breitet es sich im ganzen Weltraum aus. Warum nur nach vorne?

Der Grund ist, dass wir die Taschenlampe wie einen Wasserschlauch betrachten. Das Wasser spritzt selbstverständlich nur nach vorne heraus, das Materielle richtet sich einfach nach vorne. Das heißt, bei dem Lichtfleck an der Wand ist es gar nicht so, dass nur dort Licht ist. Ich könnte überall im Raum das Licht meiner Taschenlampe messen. Nur, in der einen Richtung ist es verstärkt. Aber es „wackelt" sich sozusagen nach überall hin weg, ein Teil schwingt hoch, der andere nach unten, und so entsteht Schatten. Das heißt, der Schatten außen herum wird gemacht, und nach vorne addiert sich das Licht.

Es ist also gar nicht trivial, dass nur an dieser einen Stelle Licht zu sehen ist. Auf diese Weise geschieht Bündlung, Anhäufung von etwas an einer Stelle. Für die Materie gilt dasselbe: Auch mein Pult hier wird sich in den Weltenraum ausbreiten, aber nur ganz langsam. Wenn Sie ein paar Milliarden Jahre warten, dann ist das Pult nicht mehr hier, sondern irgendwo anders. Aber das werden Sie nicht mehr beobachten können.

Ist die Frage, ob der Tisch überhaupt existiert, nicht auch davon abhängig, was wir unter „Tisch" verstehen? Letztlich ist ja der Tisch, den wir sehen, fühlen, wahrnehmen, abhängig von unseren Sinnesorganen, mit denen wir diese Information „Tisch" interpretieren. Wenn wir uns den Tisch oder das Pult auf Ihrer Ebene, also im physikalischen Sinne, anschauen, dann ist es ja zu 99,9 Prozent leerer Raum mit ein paar kondensierten Materieteilchen. Ist dann nicht auch die Frage: Wie interpretieren wir das eigentlich, was „Tisch" ist?

Das stimmt selbstverständlich. Ich habe gesagt, die Frage „Was ist, was existiert?" gibt es in der modernen Physik nicht mehr. Es existiert überhaupt nichts. Aber die Frage ist mehr von der Art: Wenn Sie über Verschiedenes einen Mittelwert bilden wie z.B. diesen statistisch gemittelten Münchner, dann gibt es den selbstverständlich gar nicht. Einen Münchener, bei dem man genau ausrechnen kann, wie sein Fleischverbrauch sich in Abhängigkeit vom Fleischpreis verändert, usw. Das ist selbstverständlich ein Konstrukt.

Das heißt, Mittelwerte in dem Sinne existieren nie. Aber es heißt einfach so, wenn ich nicht so genau hingucke. Es existiert für mich in dem Sinne, dass ich es mit meiner Hand greifen kann. Es lohnt sich, dort hinzugreifen, wo die Theorie sagt: „Hier ist eine „Anhäufung von Apfel." Denn die Wahrscheinlichkeit, dass ich ihn greife, ist sehr hoch, und davon lebe ich. Deshalb sage ich: „Es existiert."

Im strengen Sinne gibt es keine Existenz. Es gibt nur „Passierchen", und das bewegt sich. Aber es gibt immer Näherungen, bei denen wir von Existenz sprechen können. In diesem Sinne sind es eigentlich sprachliche Produkte. Wir können in unserer Lebenswelt so tun, als ob Materie existierte, als ob wir alle Individuen wären. Wir können so tun, als ob wir nur mit Wechselwirkung miteinander kommunizierten.

Beim Lebendigen werden Sie aber merken, dass es nicht ausreicht, wenn wir nur die Signale nehmen und sagen: „Jetzt rede ich, und das hat gewisse Auswirkungen." Was ich gesagt habe, hätte null Auswirkungen, wenn es nur auf die Information ankäme, die ich hin und her geschickt habe. Ich habe Ihnen gar keine Information geliefert. Alles, was ich in Wirklichkeit gemacht habe, ist: Ich habe Sie an etwas erinnert, was Sie eigentlich schon wissen, aber vergessen hatten.

Wenn jemand gesagt hat: „Ah, ich habe ihn verstanden!", dann ist er in sich gegangen, in seine eigene Erfahrung, und sagt eigentlich: „Ah, das erinnert mich an dies und jenes." Ob dies genau dasselbe ist, woran ich gedacht habe, das weiß ich selbstverständlich nicht. Aber für diesen Zweck hat es ausgereicht. In diesem intersubjektiven Dialog haben wir eine Gemeinsamkeit entdeckt. Das ist nicht objektivierbar und kommt deshalb in der normalen Wissenschaft gar nicht mehr vor, ist verpönt. Dort sagt man: „Das ist kein Wissen. Wissen ist es nur, wenn es objektiv passiert."

Aber Objektivität gibt es gar nicht mehr in der Moderne. Also, was sollen wir machen? Da kann man entweder die Augen zumachen und sagen: „Was der Dürr sagt, ist Blödsinn. Ich führe es einfach per Wissenschaftler-Votum ein, dass die Realität existiert, und dann existiert sie."

Aber es ist viel interessanter zu fragen: Was machen wir, wenn uns die Objektivität wegfällt? Es gibt da ein interessantes Buch von *Carola Meier-Seethaler*[24], mit der ich in Kontakt bin, weil wir uns selbstverständlich Gedanken über diese Frage machen. Wie sollen wir uns dann überhaupt verständigen? Sind wir nicht in der absoluten Willkür?

Wir meinen: Nein, wir haben immer noch den intersubjektiven Dialog, der zu einer Stimmigkeit führt, die ausreicht, in einer gewissen Weise der Willkür zu entgehen. Aber es hat nicht diese Härte. Ich habe keine Ahnung, wenn jemand sagt: „Ich hab es verstanden", ob das, was sich dabei in ihm abspielt, dasselbe ist, woran ich denke. Wahrscheinlich ist es etwas anderes, aber dasselbe Muster.

Wenn ich sage: „Das Muster ist dasselbe", dann bin ich schon ein bisschen unsicher, was das eigentlich bedeutet. Nehmen Sie zum Beispiel ein Eichenblatt. Wenn ich sage: „Das ist ein Eichenblatt." – Was meine ich eigentlich damit? Jedes Eichenblatt sieht anders aus. Wie komme ich dazu, zu sagen, es ist ein Eichenblatt? Weil es eben eine Sprache gibt, die gewissermaßen die Unschärfe ohne Einbuße zulässt.

Dazu sollte ich vielleicht anmerken: Es gibt eine *fundamentale Unschärfe* in unserer Verständigung, nämlich zwischen Exaktheit und Relevanz. Wenn wir darauf bestehen, absolut exakt zu sein, können wir nur irrelevante Dinge zum Ausdruck bringen, weil die Exaktheit verlangt, dass ich isoliere. Wenn ich aber isoliere, dann verliere ich den Kontext, und der Kontext ist wichtig, um die Relevanz zu ermitteln.

---

[24] Carola Meier-Seethaler: Ursprünge und Befreiung, Fischer, 2002

Deshalb sage ich auch den Naturwissenschaftlern: Habt Mut zur Inexaktheit! Dieser Mut zur Inexaktheit bedeutet nicht, auf Exaktheit zu verzichten. Aber die Inexaktheit erlaubt euch, den Zusammenhang besser zu sehen, als wenn ihr auf eine Sache fokussiert. Wir brauchen eine Sprache, die mehr das Verbindende sieht, das Dazwischen, anstatt auf die einzelnen Punkte zu starren.

Wenn wir nur auf die einzelnen Punkte starren, werden wir verrückt. Wir fragen uns: „Wie können wir in einer solchen Welt der Komplexität überleben?" Na klar, wenn ich auf Milliarden verschiedener Dinge achte und glaube, ich muss alles exakt haben, sterbe ich ja, bevor ich überhaupt nur eine eigene Handlung vollbracht habe.

Nein, Mut zur Inexaktheit! Dann macht mir die Komplexität keine Angst. Ich verstehe nichts, aber es ist mir auch egal. Ich habe die Gabe, in dieser Komplexität die zwei, drei wichtigen Dinge zu sehen, die für mich im Augenblick relevant sind. Was ist das für eine Fähigkeit, die Komplexität mit anderen Augen anzugucken, wobei ich alles bis auf drei Dinge weglasse? Wir sind als Lebewesen dazu fähig. Wir fragen: „Was ist nicht nur das Charakteristische, sondern das für mich Relevante?" Das nehme ich auf. Das verleiht mir meine Überlebensfähigkeit.

Aber ich fälle diese Entscheidung nicht nur einmal. In jedem Augenblick entscheide ich: Was ist jetzt relevant? Ich muss dauernd offen bleiben und kann nicht sagen: „Einmal habe ich festgestellt, dass diese drei Dinge für mich wichtig sind. Das wird jetzt festgestempelt für mein ganzes Leben, damit gehe ich durchs Leben." Mit dieser Orientierung kommen wir nicht durch.

Wäre es nicht wichtig, sogar erforderlich, das Bewusstsein mit in die Physik einzubeziehen, weil wir die Beobachter sind und all unsere Beobachtungen davon abhängen, dass wir einen Körper haben, der uns zu Bewusstsein kommt? Was ist unser Bewusstsein? Wir haben kein Substrat, das gibt es ja nicht. Ist vielleicht das Bewusstsein identisch mit dem so genannten Nichts oder Äther, der uns gerade deswegen nicht zu Bewusstsein kommt, weil er damit identisch ist? Wenn wir im Wellenbild bleiben und die Phasen nehmen: Könnte die gleiche Phase unserem Äther entsprechen und die Gegenphase dem Licht, also den Lichtquanten?

Eine zweite Frage: Mathematisch sind Wellen auch höherer Geschwindigkeit als Licht denkbar. Wäre es möglich, dass uns das natürlich nicht von außen zu Bewusstsein kommen kann, sondern nur von innen? Dass also Gedanken und Gefühle Schwingungen sind, die eine höhere Geschwindigkeit als das Licht haben?

Ich bin noch überhaupt nicht dazu gekommen, darüber zu sprechen, wie es zu so etwas wie einem Bewusstsein kommt. Wenn ich meine Spielzeugschachtel mit hätte, würde ich jetzt einen Osterhasenballon aufblasen. Dabei entsteht zuerst eine Kugel, und wenn ich weiter blase, kommt auf einmal ein Ohr heraus und wird auch zu einer Kugel, dann kommt das andere Ohr heraus und wird wieder eine Kugel. Das ist ein Bild für das Ich und das Du.

Es ist eine Blase, die da entsteht, die nur noch eine dünne Verbindung zum Rest hat. Deshalb haben wir den Eindruck, unser Ich und die Welt seien eigentlich voneinander getrennt. Und dann entwickeln wir diese *Außensprache*. Hier entwickelt sich ein Ego, das dann sozusagen wie ein Bewusstsein aussieht, das abgetrennt ist. Erst dann beginnt eine Außensprache, die der zweiwertigen Logik des „Ja und Nein" unterliegt, wirksam zu werden. Erst dann kann ich auch unsere Sprache sprechen.

Das *Innensehen* würde bedeuten, dass ich selbstverständlich immer noch mit dem Anderen verbunden bin. Aber dann muss ich mich in einen anderen Zustand begeben. Es gibt da nämlich so eine Komplementarität. Wenn ich in der Außensicht bin, bin ich ganz an meine Sinne angeschlossen, und dann bin ich nicht dort, wo diese feine Quelle ist, bei der ich mit dem Anderen verbunden bin.

Was dann im Hintergrund ist, bezeichnen wir mit dem Wellenbild. Aber es ist keine Welle. Ich habe das nur angedeutet. Es ist nicht einmal eine Welle in diesem dreidimensionalen Raum, so wie der Äther, der ja noch in unserem dreidimensionalen Raum eine Welle ist. Nein, es ist in einem unendlich-dimensionalen Raum. Als Mathematiker macht es mir überhaupt keine Schwierigkeiten, in höhere dimensionale Räume zu gehen. Es sind komplexwertige, unendlich-dimensionale Räume, die eine andere Struktur haben. Und dass es da dieses Wellenartige gibt, liegt daran, dass dort eine Logik existiert, die nicht positiv-wertig ist. Unsere Logik ist „ja oder nein", „plus oder minus", oder „Wahrscheinlichkeit von null bis eins", sie ist nur positiv.

Diese Logik ist ganz anders; die können wir mit unserer Logik gar nicht verwenden. Deshalb ist auch die Statistik, die wir verwenden, überhaupt nicht die Statistik, auf die wir uns gewöhnlich beziehen, die zu Verstärkungen und Abschwächungen führt. Was ver-

194

stärkt wird, verstärkt die Tendenz, dass sich das System in diese Richtung entwickelt. Und wenn es „destruktiv interferiert", wie wir es nennen, dann wird diese Entwicklung gestoppt. Auf diese Weise kommt eine Formierung der Entwicklung zustande.

Im Vergleich mit dem elektromagnetischen Feld, das immateriell ist, aber immer noch energetisch, heißt das also: Das elektromagnetische Feld ist noch kein gutes Beispiel für das, was ich betrachtet habe – reine Information. Es ist zwar nicht materiell, aber es ist noch energetisch. Die Verteilung der Energie ist noch da, aber die Energie ist nicht Materie. Das ist also eine Form, die noch Energie trägt und nicht Materie.

Das, was im Hintergrund ist, ist eher der Software in meinem Computer vergleichbar. Ich weiß nicht einmal, wo sie steckt. Wenn ich an meinem Rechner im Institut sitze, dann weiß ich nicht – da sind wohl solche Kästen, die alle untereinander vernetzt sind – aber ich weiß nicht einmal, ob ich gerade einen Computer gebrauche, der vielleicht in Hamburg oder in Genf steht. Das weiß ich schon gar nicht mehr. Nur mein Drucker, meine Tastatur und mein Schirm sind in meinem Zimmer, und ich habe den Eindruck, ich habe eine Welt für mich. Vom anderen weiß ich nichts. Wir haben keine Sprache für diese Formstruktur im Hintergrund. Sie ist jedenfalls nicht energetisch und nicht materiell.

Es gibt ja ein Netzwerk über die Jahrtausende, von hermetischen Prinzipien im alten Ägypten über Plato, Galilei bis zu Heisenberg und bis heute, und man merkt, dass die Menschen in dieses Netzwerk auch geistig eingebunden sind. Nun passiert heute Information ganz anders. Heute passiert in fünf Jahren mehr als früher in fünzig Jahren. Das heißt, es geht alles viel schneller. Wir können in dieser kurzen Zeit gar nicht mehr korrigieren, auch heute nicht. Andererseits leben wir in einer Zeit des Materialismus, und dann haben wir möglicherweise ein neues Zeitalter, das Wassermann-Zeitalter. Wie hat die Menschheit überhaupt noch die Möglichkeit, dieses Kartensystem, das Sie beschrieben haben, zu korrigieren? Wir haben doch gar nicht die Möglichkeit, auf diese Schnelligkeit zu reagieren?

Die Frage, wie wir aus dieser Schwierigkeit herauskommen, stelle ich mir auch. Viele sagen: „Wie willst du das beim jetzigen Zustand der Welt erreichen? Das sind sechs Milliarden Leute, und darunter gibt es eigentlich nur ein paar Handvoll, die das nötige Verständnis haben. Denn diese technische Entwicklung, die uns immer weiter entwurzelt und uns eigentlich von unserer Quelle wegbringt, geht rasant vor sich. Wie willst du da etwas erreichen?"

Ich würde als Antwort geben: Ich habe überhaupt nicht den Eindruck, ich muss mit sechs Milliarden Menschen sprechen und diese überzeugen. Sondern ich muss eigentlich sechs Milliarden Menschen auf irgendeine Weise an etwas erinnern, was sie eigentlich schon wissen, aber vergessen hatten. Das ist meine Erfahrung.

Die eigentliche Überzeugung kommt nämlich gar nicht durch die Information zustande. Sie alle sind dreieinhalb Milliarden Jahre bis jetzt hierher gekommen. Wie haben Sie das denn geschafft? Das heißt doch, Sie müssen irgendwie an diesen Informationsfluss angeschlossen sein. Ich muss also nicht bei Null anfangen.

Und jetzt wird man hoffen, dass eine Infektion stattfindet, die nicht zu einer Krankheit führt, sondern zu einem Aha-Erlebnis. Das passiert nämlich auch manchmal. Eine Infektion, bei der man sagt: „Wie konnte ich das vergessen! Jetzt hat er es mir gesagt, er hat mich daran erinnert. Selbstverständlich, das habe ich ja schon immer gedacht. Aber alle haben gesagt, das ginge nicht mehr."

Das ist eigentlich meine Hoffnung. Ob es klappt, weiß ich selbstverständlich nicht. Wenn es nicht klappt, bezahlen wir das wahrscheinlich mit der Existenz des *Homo sapiens*. Gut, wir sollten uns anstrengen, damit wir den Namen „sapiens" auch wirklich verdienen. Die Natur wird sonst einfach sagen: „Ich habe mir den Homo sapiens vorgestellt. Aber ich gucke mich um und sehe massenweise nur *Homo öconomicus*. Auf den kommt es mir nicht an. Der interessiert mich überhaupt nicht. Er ist wie eine Maschine, da soll er doch gleich ein Pult werden. Da lasse ich lieber Holz wachsen, das wächst wenigstens noch nach oben."

Wir müssen uns daran erinnern, dass wir eigentlich diese Fähigkeit haben. Das bedeutet, wir müssen den Menschen wieder ernster nehmen. Wir müssen auch dazu kommen, dass unsere Technik usw. wieder für den Menschen da ist. Für seine eigene Entfaltung, auch für die Entfaltung seiner spirituellen Fähigkeiten, die erlauben, in der Komplexität nicht die Orientierung zu verlieren.

Ich bin Ihnen in den letzten Jahren immer wieder begegnet und habe mich immer wieder mit all diesen Ideen, mit denen Sie uns auch heute wieder beschenkt haben, befassen können. In einem der ersten Vorträge, den ich von Ihnen gehört habe, sprachen Sie auch über Ihre Friedensarbeit im Zusammenhang mit Weltverantwortung. Sie brachten da so kreative Ideen, die auch zum Tagungsthema passen würden. Könnten Sie dazu noch ein, zwei Sätze sagen?

Die Friedensfrage und auch die Überlebenschance des Biosystems hängen ein bisschen davon ab, was wir Menschen besitzen. Ich habe Ihnen dieses Bild gezeigt, auf dem der Mensch auf dem Kartenhaus herumtobt und gar nicht weiß, dass er Teil eines Systems ist, das inhärent instabil ist, das nur durch ein ewiges Balancieren im Hintergrund robust gemacht wurde. Sie können nun ausrechnen, wie viel die Sonne an Arbeit leistet, um dieses Biosystem in der Balance zu halten. Das kann man ausrechnen, da kommen 45 Terrawatt Leistung heraus. Sie werden keine Ahnung haben, wie viel das ist. Deshalb will ich es in Menschenstärken ausdrücken: Es bedeutet, dass die Sonne 450 Milliarden Energiesklaven einsetzt, um dieses Biosystem in der Balance zu halten. Die Umrechnung für Energiesklaven ist: Vier Menschen leisten so viel wie ein Pferd. Das wissen wir noch vom Ende des Krieges, als wir selbst den Pflug ziehen mussten. Vier Menschen haben einen Pflug gezogen. Also, ein PS sind vier Menschenstärken, und eine Menschenstärke ist ein Energiesklave, der nur 12 Stunden am Tag arbeitet.

Jetzt ist die Frage: Wie viel Mensch erträgt unser Biosystem? Wir sind sechs Milliarden Menschen, die Zahl steigt weiter an. Wo ist die Grenze? Wir haben ganz deutlich das Gefühl, dass die Zahl der Menschen nicht beliebig wachsen kann, sonst kommen wir in Bedrängnis. Wir nehmen all den Dingen, auf denen wir stehen, den Lebensraum weg. Wir kappen ihn den anderen, die ja auch leben wollen, und wir stehen auf denen in diesem Kartenhaus. Wir haben den Eindruck, wir spielen keine Rolle, aber wir brauchen die ja.

Das ist richtig gesehen, aber falsch kalkuliert. Es spielt nicht nur eine Rolle, wie viele Menschen wir haben, sondern auch, was diese tun. Wenn ich nämlich ein Mensch bin, der zu Hause auf der Bude hockt, aber zehn andere Menschen für mich arbeiten lasse, dann muss ich zehnmal gerechnet werden. Die anderen, die für mich arbeiten, entsprechen dann nicht anderen Menschen, sondern Maschinen, die ich mit Energie betreibe.

Die Menschheit beschäftigt im Augenblick 130 Milliarden Energiesklaven. 6 Milliarden Menschen, 130 Milliarden Energiesklaven – im Durchschnitt 22 Energiesklaven pro Mensch. Das ist die eigentliche Gefährdung, und es ist sehr ungleichmäßig verteilt. Amerikaner haben im Durchschnitt 110 Energiesklaven, wir haben in Mitteleuropa 50, Chinesen haben acht pro Person und die Bangladeshi nur einen. *Wir brauchen eine Geburtenkontrolle der Energiesklaven, nicht nur der Menschen.* Eine Geburtenkontrolle von Autos ist ja viel effektiver als eine Geburtenkontrolle von Bangladeshi. Das sind ja nur ein paar Menschen, und verglichen damit habe ich unter einer Autohaube 150 Energiesklaven, nur um einen Brief zur Post zu tragen. Das ist der Punkt.

Ich habe ausgerechnet, dass wenn das Biosystem 20 Prozent der Stabilisierungsenergie der Sonne erreicht, das ganze System zu kollabieren anfängt. Das heißt, die Artenvielfalt geht plötzlich nach unten. Das ist experimentell, aber es ist auch beobachtet worden. Bei gewissen Belastungen sinkt auf einmal die Artenvielfalt. Ich habe ausgerechnet, wir dürften eigentlich nur 90 Milliarden Energiesklaven brauchen für 6 Milliarden Menschen, 15 Energiesklaven pro Person. Wir haben im Augenblick aber 60 hier bei uns.

Das würde nicht ein Leben in Schutt und Asche bedeuten, sondern entspräche dem Lebensstandard eines Schweizers von 1969. Das können wir uns leisten. Wenn wir einen höheren Standard haben, muss irgendjemand auf der Welt auf seine Rechte verzichten. Nicht nur Effizienz ist also wichtig, sondern auch Suffizienz: Wie viel ist notwendig? Wir sind Teil eines lebendigen Systems, und wenn wir zu viel machen, dann sind wir der Krebs dieses lebendigen Systems. Wir wachsen selbstverständlich wie wild, wir werden auch prämiert dafür. Aber wir ruinieren das System, von dem wir zehren, und wir gehen auch selbst zu Grunde daran, dass wir alles, was uns trägt, kaputt machen. Wir sind das Krebsgeschwür des Biosystems, und es ist die Frage: Können wir das in den Griff bekommen?

Sie hatten während Ihres Vortrags den obersten Punkt des Pendels als Punkt der höchsten Sensibilität und der größten Freiheit erwähnt. Meine Frage ist, ob man das auf die Meditation übertragen und sagen

kann: Der Geist oder das Gehirn muss an diesen
Punkt der höchsten Sensibilität kommen, um diese
Stille oder den Sinn der Meditation zu erfahren?

Es geht um diesen einen Punkt, an dem wir die Sensibilität erhöhen. Der Punkt ist so definiert, dass wir uns von den Kräften, die außen sind, abkoppeln. Dieser Punkt dort oben bedeutet nicht, dass ich die Gravitation beseitige. Sie zieht jedoch von allen Seiten gleich stark und kompensiert sich, und es sieht so aus, als ob die Gravitation keine Rolle mehr spielt. Und da werde ich auf einmal sensibel.

In der Meditation versuche ich, Stille herzustellen, um diesen Zusammenhang zu erfahren, der im Hintergrund vorhanden ist. Ich komme dadurch zur Ruhe. Die Schwierigkeit aus meiner Sicht besteht darin, dass ich hier enorme Erfahrungen mache. Ich erfahre und erlebe etwas, das ich in der Retrospektive noch sehen kann. Es war vielleicht ganz toll. Aber in dem Augenblick, wo ich es zum Ausdruck bringe, zerstöre ich es wieder. Ich nehme nur eine Idee heraus, und das Übrige bricht mir weg.

Ich bin ein Dialogmensch. Ich habe den Eindruck, der Dialog hat einen Vorzug gegenüber dem Meditieren. Er ist kein Ersatz dafür. Aber der Dialog hat die Eigenschaft, dass wenn Sie miteinander reden, der eine praktisch in einen meditativen Zustand kommt, sozusagen aus seinem Erleben heraus reden kann. Aber der andere ist ganz wach und nimmt das auf und fängt dann an, es wieder zurück zu spielen: „Das ist ja interessant, was du gesagt hast", sagt er. Und der eine erwidert: „Oh, das ist ein wunderbares Bild." – „Aber ich habe es doch gerade von dir gehört!" „Ja, es war mir nicht bewusst."

Ich habe es einfach ausgesprochen, ohne dass es mir bewusst war. Der andere fängt es auf und kleidet es in Worte. Auf diese Weise bringt er mich dazu, was ich eigentlich gewusst habe, auch in mein waches Bewusstsein zu bekommen, obwohl es immer schon im verborgenen Bewusstsein war. Der Dialog ist eine fantastische Art und Weise, das, was im verborgenen Bewusstsein ist, auch in eine Sprache, in Symbole umzuwandeln, die auch für andere als Gleichnisse wieder verwendet werden können, um auch ihnen diese Erfahrung zu liefern.

Beim rein Meditativen bleibt es in mir, und ich muss hoffen, dass es irgendwie einmal zum Ausdruck kommt. Aber ich habe immer den Eindruck, dass das, was bei mir im Kopf war, etwas viel Tolleres war als das, was zum Ausdruck kommt. In dem Augenblick, wo ich sage: „Ah, toll!" – ist das andere weg.

In meinen Unterhaltungen mit *Heisenberg* war deshalb auch sehr interessant: Wenn wir miteinander geredet haben, haben wir uns immer nur Geschichten erzählt. Weil wir gesagt haben: „Man kann ja nicht in Begriffen erfassen, was sozusagen assoziativ ist. Stattdessen erzähle ich dir eine Geschichte aus meinem Leben, etwas, was vor 20 Jahren passiert ist." Man nimmt solche Geschichten auf und sagt: „Ah, ich habe verstanden, was sich damit ausdrückt." So geht es hin und her mit Bildern.

Und dann kam aber der Punkt, dass er oft zu mir sagte: „Halt, nicht weiterreden! Jetzt haben wir etwas ganz Wichtiges berührt. Jetzt nicht weiterreden. Wenn wir weiterreden, zerstören wir das. Lass es sausen! Wir werden in 14 Tagen wieder darüber reden." Dann hat man 14 Tage nicht darüber geredet, und in diesen 14 Tagen ist in dem Einzelnen etwas herangereift. Es hat sich wirklich aus eigener Kraft entwickelt. Dann sagte er immer: „Ja, eine neue Pflanze. Reiß nicht daran. Lass sie aus eigener Kraft wachsen, bis sie zeigt, was sie ist, bevor du anfängst, sozusagen mit den Begriffen heranzugehen."

Ich glaube, das ist ein ganz wichtiger Punkt: auch abzubrechen und zu versuchen, das Neue nicht zu zerren. Es braucht einfach Geduld und seine Zeit. Wir müssen uns die Zeit nehmen. Und wir müssen das auch mit anderen machen: uns die Zeit nehmen, wenn jemand etwas nicht versteht. Dort, wo Sie sozusagen jemanden in Erregung bringen, lassen Sie es liegen! Er oder sie ist geimpft. Nach 14 Tagen wird die Unterhaltung viel einfacher sein, weil sozusagen der Same schon ausgesät ist.

Der Begriff „ganzheitlich" oder „holistisch", der hier immer wieder fällt, beschäftigt mich schon seit vielen Jahren als Psychotherapeutin. Während ich Ihnen heute zugehört habe, kam mir der Gedanke, dass ich das vielleicht mit Komplexität, Vielfalt und Fülle verwechsle. Dann habe ich Ihren wichtigen Satz gehört: „Wir überleben nur, wenn wir uns beschränken und diese Fülle reduzieren." Ich merke bei mir eine gewisse begriffliche Verwirrung. Was ist ganzheitlich, wozu ist es wichtig? Kann man das Ganzheitliche überhaupt begreifen? Wenn ich mich mit Kollegen unterhalte, merke ich, der eine versteht dies und der andere das darunter.

Wir müssen die Ganzheit eigentlich immer reduzieren. Die Ganzheit hat auch damit zu tun, dass wir nicht versuchen, Dinge zu greifen. Dass wir uns zufrieden geben, etwas abzutasten. Das heißt also für mich: Der Weg, etwas zu verstehen, sind mehr die offenen Hände. Ich bin bereit, etwas Neues aufzunehmen, habe aber dann doch die Tendenz, wenn etwas meine Hand berührt, dass ich die Hand zumache und glaube, jetzt habe ich es verstanden. Ich trage es nach Hause und mache die Hand auf, und es ist nichts drinnen. Weil ich eben etwas berührt hatte, was dazwischen war. Indem ich die Hand geschlossen habe, habe ich es abgewürgt. Es ist also wichtig, dass wir uns zufrieden geben, es nur abzutasten. Aber dann können und sollen wir schon für uns selbst Prioritäten setzen. Dass wir z.B. sagen: „Jetzt nehme ich diesen Teil heraus, an dem arbeite ich, und das setze ich auch um."

Aber wir sollten immer wieder zurücktreten, wie ein Maler, der das Auge der Madonna malt. Er tut das mit der größten Feinheit und legt dann den Pinsel hin und sagt: „Jetzt muss ich erst mal sehen: An was male ich eigentlich?" Das Auge der Madonna hat ja eine Beziehung zu dem Ganzen. Man muss hin und her pendeln zwischen der ganzheitlichen Betrachtung und der lokalisierten.

Der handelnde Mensch muss seine Welt abgrenzen. Aber wir müssen sicher sein: Wenn wir handeln, sind wir in einer gewissen Weise blind. Das sollte man nicht zu lange machen. Immer wieder den Pinsel hinlegen, sich neu orientieren und dann den Pinsel wieder in die Hand nehmen. In der Ganzheit ist man nicht fähig zu handeln. Aber ich bin auch einer, der gerne handelt.

Wir sind nicht menschliche Wesen, die eine göttliche Erfahrung machen. Wir sind göttliche Wesen, die eine menschliche Erfahrung machen.

Teilhard de Chardin

Der spirituelle Transformationsprozess

Annette Kaiser

Das Thema der Transformation. – Hier geht es genau um das, was Prof. *Dürr* gestern aufgezeigt hat, nämlich dass der Mensch draußen steht und das Ganze sieht, und die Frage aufkommt: Wie kommt er hinein ins Ganze? Wie wird er ganz? Wenn ich das so ausdrücke, dann ist es schon nicht ganz korrekt, denn eigentlich ist jeder Mensch bereits ganz. Das ist ein Paradox. Und genau um das geht es heute, um diesen spirituellen Transformationsprozess: Wie denn dieser Weg zu gehen ist, zu erfahren ist, wie er sich ausdrückt?

Was ist die Ausgangslage? Unser Ausgangspunkt ist, dass wir uns als getrennte Wesen empfinden – ich getrennt von allem anderen. Das ist etwas, was nicht immer so war. Wenn wir ein Neugeborenes anschauen, sehen wir, wie dieses neugeborene Wesen noch in einem Sein schwingt, das noch nicht differenziert ist, das noch nicht das Ich und Du kennt. Diesen Zustand kennen wir alle. Nur ist er dann verdeckt worden, als wir aufwuchsen. Nach etwa 18 Monaten haben wir dann gelernt, das Wort „ich" überhaupt auszusprechen, und als wir uns weiterentwickelten, haben wir gelernt, uns im Erwachsenwerden zu identifizieren mit unserem Körper, mit unserem Geschlecht, mit Rollen, mit all diesen Dingen, und empfinden uns dann als ein von allen anderen getrenntes, separates Wesen – ein notwendiger Entwicklungsprozess. Dadurch aber entsteht viel Leiden. Man sagt, Leid entsteht aus diesem Getrenntsein heraus. Und man kann sagen, dass fast 90 Prozent des Leidens, das wir in der Welt kennen und sehen, eigentlich selbst kreiert ist.

Dann irgendwann beginnen die Menschen Fragen zu stellen: Warum? Wie? Was soll das Ganze? Was ist der Sinn des Lebens? Woher komme ich? Wohin gehe ich? Ist das alles, was mir die Welt bietet?

Es sind Fragen, die meistens in der Mitte des Lebens auftauchen, es sind aber auch Fragen, die durch Krisen auftauchen können - innere, äußere, gesundheitliche, aber auch weltweite Krisen und Fragestellungen. Wir stehen heute in einem weltweiten Kontext, wo sehr viele Fragen aufgeworfen werden. Der Mensch beginnt also, wenn er von sich selbst ausgeht, sich Fragen zu stellen, wendet sich nach innen. Und dafür stehen ja heute verschiedene spirituelle Wege zur Verfügung, die den Menschen in seine Essenz verweisen, ihn auf seinem Weg begleiten. Es ist wie eine Umkehr, wenn ein Mensch sich seinem Inneren zuwendet, denn üblicherweise wendet sich die meiste Energie seines Alltagsbewusstseins nach außen.

Innere Einkehr bedeutet, diesen Weg, diese Energierichtung umzudrehen und sich nach innen zu wenden. Ein innerer Weg stellt Methoden zur Verfügung, Fahrzeuge. Meistens beinhalten sie einen bewusstseinsleerenden und einen bewusstseinssammelnden Aspekt. Und auch ein innerer Weg steht in einem bestimmten Paradox. Denn wie schon am Anfang gesagt, steht der Mensch draußen und möchte sich als ganz erfahren – deshalb braucht es eine Methode, um auf eine Weise diesen Schritt zu vollziehen – und gleichzeitig war er nie etwas anderes als ganz. Es gibt eigentlich nichts zu suchen, und gleichzeitig ist es nicht so, dass der Mensch in sich ruht, dass der Mensch in seiner Essenz aufgehoben ist, wo er in sich Frieden hat. Also werden Methoden zur Verfügung gestellt wie die Meditation oder die Schulung der Achtsamkeit und so weiter, und so beginnt ein alchemistischer Prozess. Ich werde das ein bisschen abkürzen, weil wir in meinen Vorträgen über diese Dinge schon gesprochen haben.

Der alchemistische innere Prozess geht durch die Stadien der *Separatio*, der *Conjunctio Oppositorum* und dann der *Unio Mystica*. Das sind Prozesse, die nicht geradlinig gehen. Es sind Prozesse, die mehr spiralig sind. Aber sie sind etwas Archetypisches, dem fast jeder Mensch auf seine Weise begegnet. Ein innerer Weg ist immer einzigartig, weil jeder Mensch einzigartig ist. Und wenn ich von Stadien bzw. Stationen spreche, dann ist das eine Orientierungshilfe.

Ein spiritueller Prozess setzt immer da an, wo es um Erinnerung geht. Ich habe am Anfang gesagt, dass ein neugeborenes Kind den Seinszustand – unbewusst zwar – durchaus kennt. Ein spiritueller Weg führt den Menschen von der relativen Ebene in seine essentielle Ebene, die letztendlich wurzelt in etwas, das wir nicht mehr zu benennen vermögen. Der Mensch kennt das. Darum hat er Sehnsucht. Darum drängt es ihn nach Ganzwerdung. Dieses Drängen nach Ganzwerdung ist zuerst oft nach außen verlagert, und wenn da zu wenig Resonanz ist oder dieses Ganzsein immer nur kurzfristig erfahren wird, dann kommt der Mensch zur Einsicht, wendet sich nach innen und beginnt zu verstehen, dass das, was er sucht, in ihm selbst ist. Oft heißt es dann, man hat

Erleuchtung erfahren. Und dort hören dann die meisten Geschichten auf. Aber der spirituelle Weg beginnt eigentlich erst da.

Frau *Tweedie* hat in ihrem Tagebuch *Der Weg durchs Feuer* ihren Prozess bei ihrem Lehrer *Bhai Sahib* beschrieben. Und er hat ihr gesagt, das sei erst der Anfang des spirituellen Weges. Das habe ich damals überhaupt nicht begriffen. Denn ich dachte, es ist ja schon wahnsinnig viel, wenn die Einheitserfahrung überhaupt möglich ist. Erst ganz am Schluss nach dem Tode von *Bhai Sahib*, als sie im Himalaya war, hat sich ihr Transformationsprozess wirklich umgesetzt.

Erst allmählich verstehe ich viel tiefer, was ein spiritueller Transformationsprozess eigentlich heißt. Es bedeutet ein Erwachen. Gipfelerfahrungen spielen auch eine Rolle, aber sie können ganz unterschiedlich auftauchen, wie die Interviews von *Jack Kornfield*, die er mit 80 Meditationslehrerinnen und -lehrern im Osten und Westen gemacht hat, zeigen.[25] Gipfelerfahrungen können wie ein Blitz sein oder auch ganz leise. Es kann etwas sein, das mitten auf der Straße geschieht, z.B. auf dem Marienplatz in München. Es kann sein, dass sich etwas in der Meditation offenbart. Manchmal kaum merklich. Diese inneren Erfahrungen sind ein Wendepunkt, weil sich dem Menschen eine erweiterte Dimension seines Daseins eröffnet.

Man kann von drei Ebenen dieser Erfahrung sprechen. Und das ist dem Menschen nicht einmal

---

[25] Jack Kornfield: Das Tor des Erwachens, Kösel Vlg., 2000

fremd. Jeder kennt diese Momente. Vielleicht sind es nur Sekunden. Aber ich sage Ihnen ein Beispiel, weil das sicher jeder Mensch ein-, zwei- oder dreimal schon selbst erfahren hat, ohne dass er oder sie jetzt spirituell sein oder die Einheit erfahren wollte. Sie kennen das sicher, wenn sie irgendwo in der Natur sind und plötzlich dieses All-Eins-Sein – eins mit dem Sternenhimmel, den Bäumen, dem Wind, dem Rauschen von Wasser vielleicht, eins mit dem Vogelgezwitscher – fühlen. Alles ist mit allem verbunden. Das ist die erste Ebene der *Unio Mystica*.

Eine zweite Ebene ist, wo sich die Erfahrung nicht in einem äußeren Bezug vollzieht, sondern im Innenraum, wenn das Zwei zum Einen wird – der Geliebte, der Liebende und die Liebe eins werden. Das ist eine feinere Dimension, ohne das irgendwie zu werten.

Es gibt eine dritte Ebene und die bedeutet, dass weder Form, noch Geschmack, noch Eigenschaft, noch irgendetwas da ist. Es ist eine – man kann nicht einmal mehr sagen Erfahrung – und wenn Worte kommen, dann ist es eher ein Stottern. Es ist ein Nichts vielleicht – so jedenfalls drückt es auch *Meister Eckhart* aus, auch andere Mystiker, eigentlich aus allen Traditionen. Ein Nichts, das auch zugleich alles meint. Das ist eine Erfahrung, die nicht gemacht werden kann.

Methoden, Fahrzeuge von Wegen, von inneren Pfaden werden zur Verfügung gestellt und der Mensch übt, praktiziert. Aber denken Sie nicht, dass man damit etwas erreicht. Es geht bei all diesen Übungen immer darum, zu meditieren ohne zu meditieren. Das ist recht schwierig, nichts zu wollen und trotzdem zu sitzen. Und man weiß nicht. Es gibt einen Teil, wo man nicht weiß. Es ist wirklich ein Akt der Gnade – so sagen wir –, wenn der Vorhang sich öffnet. Man kann es nicht machen und trotzdem – wiederum paradox – ist es hilfreich, wenn der Mensch in einen inneren Brennpunkt einschwingt.

Gipfelerfahrung - und dann?

Was geschieht, wenn das Erwachen passiert ist, was ist dann? Oder wenn in der Meditation die Stille, dieses So-Sein, dieser Urgrund berührt wird und ich dann wieder die Augen aufmache? Ist es dann immer noch so oder bin ich wieder in der Dualität? Wie geht das?

Meine Erfahrung war so: Mit der Zeit wurde die Meditation für mich wirklich so etwas wie „in der Quelle sitzen", „Quelle sein" – wunderbar. Aber dann tat ich die Augen auf, und ich hatte zwei Kinder, das Telefon und der Computer und dies und jenes, und ich erfuhr nicht mehr diesen Seinsgrund, diesen Urgrund. Und ich war nicht zufrieden und dachte: Das kann es noch nicht sein. Und ich erlebte diese Brüche und übte weiter. Und ich verstand, dass dieser Urgrund, der sich dem Menschen offenbart, in einer Schwingung ist, die sehr hoch ist. Stille ist absolut dynamisch, und das sozusagen langsame kleine Ich – die Persona, das begrenzte Bewusstsein – schwingt mehr und mehr in dieses erweiterte Bewusstsein ein. Man kann es als das kosmische Bewusstsein bezeichnen. Das braucht nach meiner Erfahrung Zeit, was aber nicht zwangsläufig so ist.

Es gibt Menschen wie *Ramana Maharshi* oder auch *Eckhart Tolle* oder andere Menschen, die erleben oder erfahren diesen Transformationsprozess des kleinen Ich ins große ICH schlagartig – so tiefgreifend, dass es kein hin und her mehr gibt. Allerdings ist es so, dass dann die meisten eine längere Integrationszeit brauchen, um überhaupt wieder zurechtzukommen. Und dieser Integrationsprozess geht auch weiter. Auf der einen Seite vertieft sich diese Erfahrung, dass auch im Tagesbewusstsein diese tieferen Ebenen mitschwingen. Das ist der eine Strang. Der andere ist, dass der Integrationsprozess alle Daseinsebenen des Menschen langsam erfasst.

Was heißt das nun? Auch das hat *Jack Kornfield* so wunderbar überprüft, als er diese Interviews gemacht hatte. In seinem Buch ist eine Geschichte, wo ein Mönch jahrelang in Thailand meditiert hatte – ich glaube 15-20 Jahre –, sich sehr weit in einem Bewusstseinsaspekt entwickelt hatte, und er dann nach dieser Zeit zurück nach Amerika kam. Er traf seine Eltern und wurde in seinem emotionalen Dasein dermaßen erschüttert, dass er begriff, dass es nun Zeit war, diese Felder in sich anzuschauen. Grundsätzlich geht ein Integrationsprozess ein Leben lang. Er ist eine Angelegenheit des Lebens. Es geht darum, immer tiefer zu verstehen, wer wir sind. Alle Daseinsebenen mit einzubeziehen. Einzuschwingen in dieser Essenz.

Was sind die Daseinsebenen? Das ist der Körper, die Psyche, der *mind*[26], es ist der seelische Aspekt, der nicht-duale Aspekt und auch der Aspekt, dass der Mensch ein soziales Wesen und Teil der Natur ist.

---

[26] Das englische Wort *mind* umfasst u.a. Sinn, Verstand, Gemüt, Geist. (Anmerkung des Hgs.)

Wenn nun ein Teil nicht angeschaut, nicht kultiviert ist, dann bleibt der Mensch in seinem Potential, das er eigentlich hat – und es ist ein unerhörtes Potential, das der Mensch hat – irgendwo stecken oder stehen. Auch spirituell betrachtet, ist es möglich steckenzubleiben.

Was bedeutet das Integrieren?

Integrieren heißt, eine Liebe zu haben, eine Liebe zu entwickeln. Eine Liebe für den Körper – das ist ein heißes Eisen, wenn wir da ein bisschen genauer hinschauen: Wer hat schon wirklich eine Liebe zu seinem Körper, wo er einfach Ja sagen kann? Mit ihm beginnt, in Partnerschaft zu kooperieren?

Oder, eine Liebe auf der psychischen Ebene zu seinen Schatten und Lichtseiten zu haben. Zu den Lichtseiten ist es ja kein Problem. Aber diese Seiten, die man nicht so gerne in sich hat, anzunehmen und in ihnen einen Freund zu sehen, ist weitaus schwieriger.

Oder, eine Liebe zum *mind*, zur Vernunft, zum Verstand, zur Intelligenz zu haben. Es gibt oft auf dem spirituellen Weg einen Moment, wo man denkt: Könnte der denn nicht einfach mal gehen? Weil die *Unio Mystica* etwas ist, das jenseits von Vernunft, jenseits des Verstandes ist. Es ist nicht erfassbar. Und in der Meditation – alle, die meditieren, kennen das – ist es nicht einfach, mit diesem Werkzeug, dem *mind* umzugehen. Wir stellen natürlich erst einmal fest, dass er uns beherrscht, weil er ja ständig denkt, auch wenn wir das nicht wollen. Und ihn zu meistern, ihn zu führen, ihn einzusetzen dort, wo er am richtigen Platz ist, ist eine Kunst. Ist Lebenskunst.

Aber ich glaube, dass der *mind* Dimensionen hat, die wir noch gar nicht so richtig kennen. Ich erahne sie erst. *Clemens Kuby* hat einen interessanten Vortrag bei der Eröffnung des Benediktushofes gehalten, wo er darüber sprach, wie der Mensch mit seinem Verstand in Bereiche hineinschwingen kann, wo er mitkreierend Mitschöpfer wird, was diese Welt der Erscheinung betrifft.[27] Und ich denke, da ist noch ein großes Potential da, das wir noch gar nicht so recht erahnen. Die seelische Ebene hat viel damit zu tun, dass die Wesenskraft, das Einzigartige erkannt wird, ohne überlagert zu sein von Konditionierungen, seien es persönliche, familiäre oder gesellschaftliche, sondern wo der Klang des Individuums frei schwingen kann. Wenn der Mensch in seinem Wesenskern seelisch zu Hause ist mit sich selbst, dann ist er wie ein Fisch im Wasser. Das kann man selber gut überprüfen.

Nun zur sozialen Ebene: Sie ist ein Bereich, den die Spiritualität häufig gar nicht so anspricht, aber für mich ist es eine ganz wichtige Ebene, von Herz zu Herz, von Mensch zu Mensch. Spiritualität muss sich ausdrücken in der Art, wie wir miteinander umgehen, sonst ist es nicht integriert. Ich komme nachher noch einmal darauf zurück, wie ich mir das vorstelle oder was Ansätze dazu sein könnten. Der Mensch ist Teil der Natur – das ist essentiell wichtig. Das haben wir auch gestern gehört. Wir sind nicht losgekoppelt. Der Mensch hat die Fähigkeit, mit der Natur auch in einen Dialog zu treten. Auch mit den Tieren. Die Welt wird sehr reich und bunt, wenn wir uns wieder in diesem Verbund erfahren und erleben. Da ist eine

---

[27] C. Kuby: Unterwegs in die nächste Dimension, Kösel, 2004

ungeheure Schönheit, die sich dem Menschen offenbart und auch eine ungeheure Kraft.

Ein spiritueller Weg, ein spiritueller Prozess mündet eigentlich ins Weglose. Was übrig bleibt von den ganzen Übungen, Meditationen, Anstrengungen, innerer Arbeit und so weiter, ist das Hier und Jetzt. Das Hier und Jetzt. Und wir können sogar ein Stück weit den spirituellen Weg hinter uns lassen. Das ist Überbau. Ich kann immer noch jeden Tag meditieren oder auch nicht meditieren. Das spielt überhaupt keine Rolle, aber das Integrieren eines spirituellen Weges bedeutet einzig und allein, letztlich hier zu sein, anwesend zu sein, präsent zu sein im Augenblick. Ganz einfach.

Wir können das ganz kurz üben. Setzen sie sich einfach bequem hin, schließen Sie für den Moment die Augen und nehmen sich jetzt innerlich wahr. Hm, ja ... die Sitzknochen, vielleicht spüren Sie mal die Sitzknochen. Oder Sie beobachten einen Moment Ihren Atem. Werden sie einen Moment vertraut mit Ihrem inneren Raum. Ja, ich sitze, ich merke das, ich spüre den Beckenraum, und vielleicht können Sie jetzt den gesamten Innenraum einfach wahrnehmen – einen Augenblick ... Gut, Sie können wieder die Augen öffnen.

Ich bin ganz sicher, dass Sie für einen Augenblick sich selbst vergessen haben. Und wenn Sie dem nachschmecken, dann *ist* ein Moment einfach Zufriedenheit, keine Fragen, gar nichts. Da ist immer nur jetzt. Das ist eigentlich das Leben kosten im Augenblick. Das ist das Leben. Es ist unbegrenzt, wenn sie genauer hinschauen. Wo bin ich denn, wo ist mein Ich? Wo bin ich in diesem Innenraum? Sie werden nichts finden. Niemand kann mir sagen, wo sein Ich wirklich steckt. Und auch wenn Sie tiefen Einblick nach innen haben und sich fragen: „Wo beginne ich und wo höre ich auf?" – keine Grenzen. Innen und außen - keine Grenzen. Das ist das kosmische Bewusstsein. Fragen Sie mich nicht, was das ist. Das weiß man nie. Man weiß nur, was es nicht ist. Das ist eigentlich der natürliche Zustand des Mensch-seins. *Theresa von Avila* sagt: Endlich normal.

Wie sieht nun so ein **Alltagsleben** aus? Wir haben auch diesbezüglich wieder verschiedene Bilder. Wir denken, ein Mensch, der „erwacht" ist – im wachen Dasein, wachen Präsentsein –, der muss vollkommen sein. Wir haben diese Gleichung: erwacht = vollkommen. Ist einer oder eine nicht vollkommen, dann ist er oder sie nicht erwacht. Und das kann man ja auch ganz einfach überprüfen. Wir haben alle diese Bilder der Vollkommenheit, und das hat sehr gut Jahrzehnte, ja Jahrhunderte lang getaugt. Man sagt z.B. im tibetischen Buddhismus: Ein Lehrer ist gut, wenn er drei Täler weiter wohnt als der Schüler. Und „drei Täler weiter" meint, dass man drei Tage reisen muss, und dann ist man vielleicht eine Woche dort und geht wieder zurück. Heute ist es vielmehr so, dass im inneren Erkennen dessen, was wir wirklich sind, alle Menschen angesprochen sind. Es sind nicht mehr nur Einzelne, sondern jeder Mensch ist angesprochen, sich selbst zu erkennen. Und dann klappt das mit diesen „drei Tälern" nicht mehr so gut und es braucht quasi ein neues Verständnis. Ein genaueres Hinschauen, ein genaueres Differenzieren.

Das möchte ich gern ein bisschen verdeutlichen. Also nehmen wir Hans oder Johanna – ich bin Hans oder Johanna. Wenn wir erwachsen sind, ist die Ausgangslage getrennt. Das ist anders, als Sie eben vielleicht kurz erfahren haben, als Sie nach innen gingen und ihre Person für einen Augenblick quasi verschwand. Da sind Sie in Berührung mit ihrer essentiellen Ebene, dem ICH BIN. Das „Ich bin die Johanna oder der Hans" ist die relative Ebene. Das ICH BIN ist die essentielle Ebene. Es ist die Seinsebene des Mensch-seins. Wenn Sie selbstvergessen sind im Hier und Jetzt, ist dieses Sein erfahrbar, denn dieses Leben ist immer nur Jetzt. Da sind Sie in der kosmischen Bewusstseinsebene.

Und dann gibt es noch das ICH-ICH. Das ist ein Modell von *Ramana Maharshi*. Das sind alles Konzepte, nie die absolute Wahrheit. Nur Konzepte, Hilfsmittel, damit wir etwas besser verstehen. Dieses ICH-ICH ist die absolute Größe, der Urgrund, namenlos, bewegungslos, höchste Dynamik.

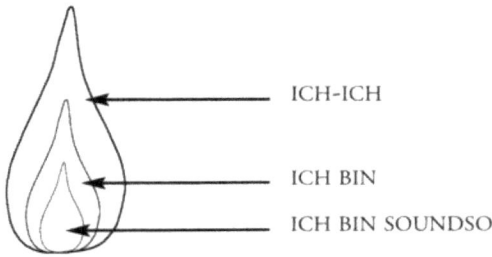

Der Mensch ist mehrdimensional und gleichzeitig auch dynamisch. Der innerste Teil ist das engste Bewusstsein, das kleinste Bewusstsein, nämlich: „Ich bin Hans". Dieses Bewusstsein, das alltägliche Bewusstsein, schwingt in diesem zweiten ICH BIN; das ist ein erweitertes Bewusstsein. Es umfängt sozusagen den ganzen Kosmos und hat die Qualität von *Sat-Chit-Ananda*. *Sat-Chit-Ananda* ist unsere Essenz des Menschseins. Es ist Existenz *sat*, reines Bewusstsein *chit* und reine Glückseligkeit *ananda*. Und dann haben wir nochmals eine größere Hülle, das Absolute. Eigentlich müsste ich sie durchlässig, transparent abbilden, denn sie ist überhaupt nicht begrenzt. Das Ganze ist ein holographisches Prinzip. Und so ist der Mensch sozusagen zwiebelförmig in immer weiteren Dimensionen zu Hause.

Nun will ich Ihnen ein Beispiel sagen, wie das so im Alltag funktionieren kann, wie das schwingt, denn diese drei Ebenen sind erfahrbar. Und es ist nicht so, dass, wenn ich in meinem Sein, in diesem Erwachen, in diesem kosmischen Bewusstsein zu Hause bin, die Individualität verloren geht. Nein, sie bleibt, das schwingt zusammen. Es ist wie ein Dreiklang. Ich möchte das ganz kurz charakterisieren.

Wir hatten gerade letzten Montag eine Klausurtagung in der Villa Unspunnen. Es war eine Gruppe von sechs Menschen, und wir mussten etwas entscheiden. Etwas, wenn man es von der relativen Ebene aus sieht, Bedeutungsvolles. Und es war die Frage, ob wir zu fünft oder sechst als Gruppe gemeinsam diesen Schritt machen oder nicht, oder ob nur ein Teil der Gruppe diese Schritte macht und der andere nicht. Wie erlebe oder erfahre ich nun diese drei Ebenen hier. Auf der innersten Ebene, dem kleinsten Bewusstsein – Annette –, ist es so, dass ich durchaus mit diesen einzelnen Menschen in einer menschlichen Verbindung stehe. Ich meine das in einer horizontalen Beziehung, wo ich Freude hätte, wenn die Menschen diesen Schritt mit mir zusammen machen würden, und wo ich vielleicht traurig bin, wenn einzelne sagen: „Nein, das möchte ich nicht", weil ich mich dann auf einer Ebene von diesen Menschen verabschieden muss. Und diese Ebene existiert, das schwingt.

Auf der nächsten Ebene, der Ebene des ICH BIN, da ist einfach eine tiefe Liebe für alle Anwesenden, ob sie diesen Schritt mit mir machen oder nicht. In diesem Bewusstsein erfahre ich mich selbst als Person wie in einem Gefäß enthalten und dieses Gefäß ist in sich Liebe. Und es ist ganz in Ordnung, wie auch immer sich die Menschen entscheiden. Und dann gibt es noch die letzte, die absolute Ebene. Und da weiß ich, dass nichts geschieht. Die Urerfahrung des Mensch-seins ist, dass er Nichts ist. Nichts und zugleich alles. Und auf dieser Ebene ist es wie eine Kino-Leinwand, auf der der Film läuft, und man sieht die weiße Leinwand. Es geschieht einfach nichts. Und etwas ist einfach still. Einfach still.

So kann ich das vielleicht erklären. Wir haben häufig noch keine Modelle oder Vorstellungen, wie das im Alltag geschehen kann. Auch, was das Zusammenspiel betrifft, dass die Individualität bleibt, sie aber eingebettet ist in etwas Größerem, und dass etwas im Urgrund weiß. Nichts, da ist niemand, der nirgendwo hingeht.

Das Leben auf diese Weise ist ein Leben in einem schwebenden Zustand. Er ist unscharf, wenn man das so sagen darf. Es ist auch so, dass ich mich nicht mehr fixieren kann. Fixieren heißt, dass ich sagen kann: So bin ich. Es ist so, was ich schon angedeutet habe, dass ich immer nur wissen kann, was ich nicht bin. Was ich wirklich bin, kann ich nicht wissen. Im Kern von allen ist Nicht-Wissen.

Das Leben ist ein ständiges Oszillieren, ein Vibrieren, zwischen diesen Ebenen. Ich zitiere hier gerne *Nisargadatta Maharaj*, der sagt: *„Weisheit sagt, ich bin nichts. Liebe sagt, ich bin alles. Zwischen diesen beiden fließt mein Leben."* Und so ist es, wenn wir nur das Jetzt haben, nur diesen Augenblick. Und wenn ich „jetzt" sage, ist das Jetzt schon vorbei. Wo ist dann der Standpunkt? Und das Verrückte ist, dass es der wunderbarste zustandslose Zustand ist, den es überhaupt gibt. Das ist wirklich Freisein. Dazu ist der Mensch geboren, um das zu erfahren.

Ich bin noch nicht ganz fertig mit meinen Überlegungen. Ich habe gesagt, ich weiß immer nur, was ich nicht weiß. Es gibt aber noch ein tieferes Wissen im Menschen, ein anderes Wissen. Das Wissen, auf das wir uns gewöhnlich beziehen, ist ein Wissen von der Vernunft her, vom Verstand her. Das ist eine Art von Wissen. Es gibt ein anderes Wissen, und das nenne ich das Wissen des Herzens. Im Zen-Buddhismus spricht man von *Prajna*. Es ist die Weisheit des Herzens, und es geht nicht über die Erinnerung – das ist hochinteressant.

Aber was ist das? Es ist, wenn wir mit dieser Persona, mit diesem „Ich bin Hans" nicht mehr, sagen wir, zu identifiziert sind, wenn da mehr Raum ist für dieses kosmische Bewusstsein, wenn das mehr schwingt, dann sind wir plötzlich in einem anderen Feld. Nämlich im Feld von *einem* Bewusstsein. Und wir alle teilen dieses *eine* Bewusstsein. Über dieses

Feld haben wir Zugang zu allen Informationen, die existent sind. Nicht auf Abruf! Wir können das nicht speichern und willentlich abrufen, etwa wie: Ich möchte wissen, was an Informationen ich in 10 Jahren brauche. Nein, es funktioniert nicht so. Es funktioniert so, dass zur rechten Zeit, am richtigen Ort, mit den richtigen Menschen das Wissen da ist. Die Informationen sind da. Punkt. Aber nicht fünf Minuten vorher. Nein, genau dann. Das ist diese Weisheit, zu der wir alle Zugang haben. Einfach fantastisch. Ich bin da wirklich begeistert, denn früher habe ich all meine Sachen immer mit der Vernunft entschieden. Alles genau angeschaut, logisch analytisch, die Dinge ausgesondert und so weiter. Das war manchmal ziemlich anstrengend. Jetzt geschieht das in diesem Seinsraum viel intuitiver. Ich bekomme quasi die richtigen Informationen. Das ist wirklich spannend. Die Welt wird immer komplexer. Wie kann ich da noch entscheiden in dieser hohen Komplexität? Die Intuition ist für mich dann wie eine Art Pfeil, der genau ins Schwarze trifft.

Jetzt kommt noch ein Teil, der mir sehr am Herzen liegt.

Der Integrationsprozess bedeutet auch, dass wir mehr und mehr erfahren, dass wir *eine* Welt sind. Ein lebendiger Organismus. Und für mich war das erstaunlich. Das ist wirklich eine Erfahrung. In diesem kosmischen Bewusstsein sind wir nicht mehr trennbar und ich erfahre Freud und Leid nicht nur von mir, sondern von allen, die in diesem Bewusstsein schwingen. Es ist nicht so dramatisch wie auf der persönlichen Ebene, es hat eine andere Qualität. Es ist nicht so brennend, ätzend. Die Probleme des Ego, der Persona, empfinden wir brennend, ätzend. Es ist anders. Und die Menschen erfahren darin tatsächlich alles in der Welt.

Zum Beispiel ging mir das so mit dem Krieg in Afghanistan. Ein Teil davon fand wie in mir statt. Oder mit Israel, mit Palästina – ich kann mich nicht abtrennen, und das ist etwas sehr Radikales. Es ist umwälzend. Ich werde Weltbürgerin. Aus diesem Bewusstsein heraus bin ich Weltbürger und stehe auch in Verantwortung dazu. Es kann mir also nicht gleich sein, was da in Nigeria oder anderswo geschieht – nein, es ist Teil von mir. Was ich einem anderen antue, tue ich auch mir selbst an. Das ist erfahrbar.

Und jetzt denkt man natürlich, Herrgott noch mal, die Welt ist ja furchtbar, ist in einem Chaos. Wie mache ich das dann? Es ist nicht so, dass es einen erdrückt. Es schwingt einfach fein. Und es ist auch nicht so, dass es den Menschen veranlassen muss, jetzt aktiv zu werden: Jetzt musst du aber, wie wir das von früher kennen, vielleicht aus karitativen Ansätzen helfen oder in die Entwicklungszusammenarbeit gehen, oder dies oder jenes. Nein. Es gibt aus dem Seinszustand nicht ein Müssen oder „Ich sollte". Eine Moral, die uns irgendwo stößt, drückt und zwängt – nein. Der Seinszustand hat die Qualität der Liebe, und dieser Seinszustand will aus sich selbst heraus sich offenbaren. Die Liebe, die bedingungslose Liebe, sucht aus sich selbst heraus eine Ausdrucksform hier in der Welt, die aus sich selbst heraus nach Frieden und Harmonie strebt.

Das ist ganz ähnlich, wenn wir z.B. schauen, wie Bäume oder Blüten sich entwickeln und wachsen. Dann ist dem Baum oder der Blüte eine Kraft inhärent, die sie in einer Harmonie gestaltet, die der Schönheit einen Ausdruck verleiht. Und wenn der Mensch in seinem natürlichen Zustand ist, ist es ganz analog. Aus sich selbst heraus, ohne sich in irgendeiner Art zu vergewaltigen, strebt oder drängt es den Menschen, der Liebe, der Klarheit, dem Leben einen Ausdruck zu geben, in Harmonie aus der Liebe heraus.

Das ist mir sehr wichtig. Denn in Bezug auf die Spiritualität habe ich oft gesehen, dass Menschen sich zurückziehen, den inneren Prozess durchlaufen, sich Erkenntnis aneignen, Erfahrungen haben, die Leere erfahren – das ist der männliche Pol, wenn man es überhaupt einordnen kann – und dort manchmal auch wie steckenbleiben. *Aber Leere ist Form. Form ist Leere.* So sagt es das Herz-Sutra aus dem Zen-Buddhismus. Wenn das nicht zwei ist – Leere und Form, Form und Leere – dann geht es darum, dass sich auch in der Erscheinungswelt die Liebe ausdrückt. Und das ist der weibliche Pol. Es geht um eine Lebensweise.

Ein spiritueller Transformationsprozess drückt sich in der *Lebensweise* aus. Es ist nicht, dass man meditieren soll. Dass man das oder jenes machen soll – nein, es geht darum, wie wir leben. Wie sich das heute als Lebensweise ausdrücken kann. Ich sage noch einmal: Wir stehen heute alle in einem Kontext, und die Welt steckt in einem großen Chaos. Ich stimme dem zu, dass, wenn da nicht etwas geschieht, es gut möglich ist, dass wir uns selber in die Luft sprengen. Das Zerstörungspotential ist da. Deshalb geht es heute darum, dass sich der Mensch entwickelt – sein Bewusstsein entwickelt. Das ist der Angelpunkt. *Ervin Laszlo* spricht von der *expansiven Evolution*, die eine horizontale Bewegung ist: ein Sich-Ausdehnen, Kontrollieren, Sich-die-Natur-untertan-Machen – das hat auch mit Konsum und Sich-Materie-Aneignen zu tun. Diese Phase geht zu Ende. Wir stoßen an Grenzen – vom Wasser, vom Boden, von der Luft her, eigentlich auf allen Gebieten. Was jetzt nottut, ist die vertikale Bewegung – eine intensive Evolution, wo der Mensch, die Entwicklung des menschlichen Bewusstseins im Mittelpunkt steht und nicht mehr die Eroberung. In der menschlichen Entwicklung geht es um Kommunikation, Verbindung und Bewusstsein. Das ist eine andere Bewegung. Dieser Schritt muss vollzogen werden. Ich sage noch einmal, nicht aus einem „muss" und „soll", sondern aus sich selbst heraus. Und auf eine Weise ist es mühelos.

Heute können viele Menschen, und nicht mehr nur einzelne, diese innere Erkenntnis vollziehen. Es ist wirklich ein Kollektiv, das zu erwachen beginnt – das menschliche Kollektiv. Und da es viele meint, brauchen wir ein Einüben einer neuen Kultur, eigentlich auf allen Ebenen. Stellen Sie sich vor, wie wohl eine Wirtschaft aussieht, die sich aus dem Bewusstsein des Herzens, aus dem kosmischen Bewusstsein heraus entwickelt. Wenn wir uns nicht mehr als getrennte Einheiten, sondern mit allem verbunden verstehen, dann muss die Wirtschaft als ein Beispiel wieder in den Dienst des Gesamten gestellt werden. In der Politik gilt dasselbe. Stellen sie sich das mit den Religionen vor.

Heute steht immer noch die exoterische Betrachtungsweise im Vordergrund, dass heißt, wir schauen nur auf die verschiedenen äußeren Formen und Ausdrucksweisen und bekämpfen uns. Die meisten Kriege entstehen immer noch aus diesem Kontext. Aber jede Religion wurzelt in einem Menschen, der die Urerfahrung erfahren durfte: nichts – alles. Der dann seiner Zeit, seiner eigenen Alchemie und seiner Kultur entsprechend diese Urerfahrung, die man gar nicht benennen und beschreiben kann, in eine Sprache formte, die dann eben wieder bedingt wurde.

Wenn wir das verstehen und sich die exoterische Betrachtungsweise wieder mehr wandelt ins esoterische Verständnis der Wurzel, was das Göttliche, das Menschliche meint und wie diese Zusammenhänge sind, dann kann man sich nicht mehr bekriegen. Stellen Sie sich vor, wenn ein Kind geboren wird von Eltern, die in ihrem Selbstverständnis sich als all-eins verstehen mit der Individualität, wie nach dem, was ich Ihnen aufgezeichnet habe, dieses neugeborene Wesen ganz anders empfangen wird. Ich muss ihm dann nicht nur immer mitteilen: Du bist der Hans, du bist die Annette. Durch die Seinsebene, durch das bewusste Präsent-Sein schwingt sich, dass wir alle Leben sind und in Essenz untrennbar, ja dass wir nicht einmal geboren werden noch sterben können. Das gibt ganz andere Prozesse des Erwachsenwerdens – auch vielleicht der Bildung, der Erziehung.

Gestern haben wir ja den Vortrag über den Dialog gehört. Das ist auch eine Art und Weise, uns wieder von Mensch zu Mensch zu begegnen. Eine andere Art. Stellen sie sich auch Beziehungen von Mann und Frau vor, wo es keinen Mangel gibt, sondern wo jeder in sich selber erfüllt ist und aus dieser Fülle heraus – nicht aus Mangel, sondern aus Freude

– ein Stück Weg miteinander geht. Und das ist real. Ich meine, ich rede hier nicht von Fiktionen, sondern das ist wirklich etwas, das jeder Mensch erfahren kann und wozu er Zugang hat.

Ja, ich habe da noch dieses Stichwort Freude, Fülle gegeben. Oft verbinden wir mit dem spirituellen Leben Askese, mageres Leben, reduziertes Leben, eingeschränktes Leben. Nein, so ist das nicht!

Im spirituellen Transformationsprozess sagen wir: Zuerst ist ein Baum ein Baum. Dann ist ein Baum nicht mehr ein Baum – in der inneren Erkenntnis. Und am Schluss ist ein Baum wieder ein Baum. Aber wenn wir den Baum als Baum in der letzten Phase sehen, dann leuchtet er. Das ist so, weil wir das Leben sehen. Da ist so eine Fülle! Die Welt wird farbiger, bunter, und das vermittelt dem Menschen Freude, sowohl innen wie außen.

Und mit Fülle meine ich auch, dass eigentlich genug für jeden Menschen da ist. Die Welt produziert und hat eigentlich genug. Kritisch ist jetzt, was wir gestern gehört haben, dass wir so viele Milliarden Energie-Einheiten konsumieren. Wenn der Mensch sich aber auf eine Einfachheit in Fülle beschränken kann, ohne Habgier, sondern mit gesundem Menschenverstand, dann ist genug da für alle.

Und es ist eine ungeheure Freude zu leben. Wir müssen uns nur erinnern, was wir sind. Alle kennen das.

Fragen an Annette Kaiser

Meine Frage ist: Wie kann man Jugendlichen mehr Sicherheit geben, „schneller" in die eigene Mitte zu kommen? Jeder steckt ja irgendwo in seinem Ego und findet mehr oder weniger auch seinen Lebensweg oder seine Bestimmung. Aber wie kann man den jungen Menschen mehr Mut geben, den eigenen Weg zu finden, gerade angesichts der Arbeitslosigkeit, dieser ganzen Weltveränderung, der Schnelligkeit, in der wir leben?

Ich verstehe Ihre Frage sehr gut. Ich bin ja auch Mutter von zwei Kindern und habe mich natürlich intensiv mit dieser Frage auseinandergesetzt. Was für eine Verantwortung habe ich gegenüber meinen Kindern? Wie kann ich das wahrnehmen?

Zunächst einmal das: Frau *Tweedie* hat uns immer gesagt, dass ein Yogi die Welt durch sein bloßes Sein verändert. Und die Kinder sind ja unerhört sensibel. Die wissen ja haargenau, wenn jemand wahrhaftig ist oder nicht, ob man trickst oder nicht usw. Ich denke, die eine Möglichkeit haben Eltern wirklich, dass sie am eigenen Bewusstwerdungsprozess an sich arbeiten. Das ist wie ein Fundament auch für die jungen Leute.

Aber es stellt sich wirklich auch die Frage: Was machen wir mit den jungen Menschen? Wir haben Punks, wir haben Drogenprobleme, Arbeitslose, alle möglichen schwierigen Bedingungen. Ich denke nicht, dass ich solche Leute leicht erreiche. Ich habe auch mit *Pater Willigis* und anderen darüber gesprochen – wie macht man das? Gerade vor ein, zwei

Wochen habe ich eine Geschichte entdeckt, die mich sehr beflügelt.

Es geht um einen jungen Punk. Sein Vater war Meditationslehrer, die Eltern kamen aus der Hippiebewegung, und er fand, dass es die Hippiebewegung nicht gebracht hat. Das ganze Flow-Power-Zeug. Er brauchte es härter – und wurde Punk. Punks haben auch eine Ethik, sie wollen auch etwas verändern. Jugendliche haben meist ein tiefes Empfinden für Gerechtigkeit, ein tiefes Empfinden für die ganze Welt. Oft wissen sie aber nicht, wie sie damit umgehen sollen – mit den festgefahrenen Institutionen, Organisationen usw. Also dieser junge Mann wurde Punk, und dann hat es ihn ziemlich im Strudel der Punks nach unten gezogen. Er hat Drogen ausprobiert, ich weiß nicht was noch alles, und ist am Schluss im Gefängnis gelandet. Ziemlich zerstört.

Und dann hat sein Vater ihn angerufen und gesagt: „He, Noah, du hast jetzt ja alles ausprobiert. Warum probiert du es nicht mal mit der Meditation?". Das hat er dann gemacht, weil er einfach gesehen hat, dass er wirklich alles ausprobiert hat. Und wo ist er damit gelandet? Im Gefängnis. Dann probierte er aus zu meditieren und erfuhr für einige Sekunden Frieden. Dass das möglich ist, hat ihn dermaßen gepackt, dass er begonnen hat, wirklich zu praktizieren.

Er hat ein Buch darüber geschrieben: Dharma-Punk.[28] Er ist jetzt ein Punk-Buddhist. Und er sagt klar, die Anliegen des Punks waren schon richtig, nur haben sie nicht die geeigneten Methoden. Er ist voll tätowiert, hat Ringe und Stacheln und so weiter. Ich

---

[28] Noah Levine Goldmann: Dharma Punk, Goldmann, 2004

glaube, dass es immer mehr auch junge Leute geben wird, die die Jungen auch ansprechen können, weil sie aus diesem Erfahrungshintergrund kommen und sagen: „He, schaut mal, da gibt es eine Möglichkeit". Ich bin da ein Stück weit zuversichtlich, dass unter den jungen Leuten nun auch selbst Kräfte wachsen, dass sie das auch erreichen können.

Ich sage immer nur wieder: Wir haben uns selbst als Instrument. Das müssen wir leben. Wir können immer Vorbild sein – ohne ein Bild davor zu schieben. Ich meine wirklich aus dem leeren Raum heraus. Mit dem können wir arbeiten. Und ich denke, das geht immer. Irgendwo gibt es auch immer ein Stück weit Resonanz, vielleicht nicht immer sofort, aber vielleicht verzögert. Ich glaube an den Samen der Liebe. Ich glaube, dass Liebe wirklich Berge versetzen kann, und wenn ich bedingungslos einen Menschen annehmen kann, gerade so, wie er ist, dann erreicht irgendetwas sein Wesen, und das verändert.

Ich habe mir darüber Gedanken gemacht, wie es gelingen kann, all das, was wir in den vier Vorträgen gehört haben, irgendwie auch in den Alltag herüber zu bekommen. Herr Dürr *sagt: „Materie existiert eigentlich gar nicht." Was ist aber dann das, was wir wahrnehmen können? Und wenn Herr* Dürr *als Beispiel einen Wollknäuel in die Luft wirft und es nicht auseinander fällt wegen der Flusen, und diese Flusen sind die Liebe, die alles zusammenhält, dann muss doch eigentlich der Urgrund von allem die Liebe sein – die Liebe, die sich durch die Materie selbst erfährt.*

Und deshalb ist eben auch, wie Herr Dürr *es ausgedrückt hat, der Dialog so wichtig. Wir können uns nicht einfach nur hinsetzen und meditieren. Wir werden die Liebe nicht erfahren. Die Liebe will gelebt werden, weil die Liebe fließt.*

Erst wenn wir versuchen, uns zu wandeln und unsere eigene innere Einstellung zu verändern, so glaube ich, erst dann kommt das Ganze zum Ausdruck, und da muss dann ja auch der Sinn des Ganzen liegen. Ich habe mich dann gefragt, wo liegt der Sinn hinter der Polarität, hinter Freud und Leid, hinter gut und böse, hinter Krieg und Frieden. Wir kämpfen um Frieden und bekämpfen den Krieg. Aber Frieden ist nur erfahrbar durch Krieg, und das heißt auch, dass der Krieg Liebe ist.

Wenn man so weit geht – auch wenn das radikal und provokant für die meisten Mediziner klingt –, dann ist auch Krankheit Liebe. Krankheit ist dann einfach nur der Ausdruck dessen, dass etwas wieder in die Mitte kommen will.

Meine Frage ist also: Wie kann ich das letztendlich in mir erfahren? Es bringt mir gar nichts, wenn ich mir das alles theoretisch überlegen kann. Ich muss es erleben können. Ich kann nicht wissen, was dieses Eine und diese Liebe ist – ich kann das theoretisch verstehen –, solange ich es nicht erfahren kann, hilft das niemandem.

Genau darum meditieren wir am Schluss.

Es ist wirklich so, dass der Angelpunkt ist, diese Liebe zu erfahren, und sie ist für mich nicht nur im Dialog erfahrbar, sondern der Mensch selbst ist Liebe: *Sat-Chit-Ananda*. Dieses Sein *sat* hat die Qualität der Liebe. Aber nicht nur Liebe. Es ist eigentlich eine Trinität, die untrennbar ist. Es ist gleichzeitig reines Bewusstsein *chit*, Klarheit, Leben. Und *Ananda* ist der Geschmack der Glückseligkeit. Glückseligkeit ist der Aspekt der Liebe. Und der Mensch ist auf seiner essentiellen Ebene Liebe. Und das erfahren wir, wenn wir nicht ausschließlich nach außen schauen, sondern einmal unsere Lebensenergie nach innen wenden und Einblick erhalten in das, wer wir eigentlich sind.

Die Liebe ist, das sagen eigentlich alle mystischen Schulen, was ist, wenn man noch etwas von dem Unaussprechlichen ausdrücken kann. Was als Nichts oder Alles bezeichnet werden kann. Was keine Eigenschaft hat. Am Saum des Nichts, wo überhaupt wieder ein Empfinden schwingt oder ein Duft entsteht, ist der erste Duft Liebe. Und darum geht es: in sich selbst zu erfahren, dass wir Liebe sind. Uns selbst lieben. In der Bibel heißt es: Liebe deinen Nächsten wie dich selbst. Das ist etwas ganz Zentrales. Wenn wir uns erkennen als Liebe, können wir auch alles andere lieben und umgekehrt.

Der innere Weg stellt dafür Werkzeuge zur Verfügung. Sei es im Zen, sei es ein anderer Weg. Aber heute geht es noch viel weiter. Es scheint mir fast, als würde die Evolution schieben, dass ein kollektives Erwachen geschieht. Es geschieht manchmal in Therapien oder ganz anders. Ich kenne jemand, der eine Ikone aufs Herz legt und in andere Bewusstseinszustände kommt. Es geschieht mannigfaltig. Bei der Geburt eines Kindes zum Beispiel und, und, und. Ja, erfahren Sie die Liebe.

Hans-Peter Dürr: *Ich möchte zu dieser Bemerkung etwas sagen, denn das ist auch für mich eine Frage: Wenn Liebe einfach Verbindung ist, warum braucht es die Manifestation und warum ist uns das so wichtig? Da haben wir keine Antwort oder es gibt verschiedene Antworten. Manchmal sage ich ein bisschen spaßhaft, die Wirklichkeit muss eine Frau sein, die ihre Schönheit nur glaubt, wenn sie sich im Spiegel sieht. So geht es uns wohl allen. Diese Liebe allein, diese Verbundenheit reicht uns nicht aus. Wir wollen Sie auch erleben. Wir wollen sie konkret haben. Alles was wir erleben, ist Manifestation in der Polarität. Wenn es eine Beziehung gibt, dann muss es ein A und B geben, die aufeinander bezogen sind. Aber A und B sind sozusagen nur die Manifestation. Es gibt unendlich viele Fußabdrücke, und es ist gewollt, dass wir einen Haufen Fußabdrücke haben. Jedes Leben ist eine Manifestation von dieser Verbindung.*

Frage: *Mir sind gerade bei dem Beitrag und ihrer Antwort darauf zwei Fragen gekommen. Wenn ich mir vorstelle, ich habe ein Kind, das gewaltsam missbraucht wird, und ich soll mir dann vorstellen, dieser Missbraucher ist auch in diese Liebe eingebunden, so weiß ich nicht, wie ich das machen soll. Solch eine brutale Realität bringt uns sicherlich immer wieder an die Grenze, und ich denke, es ist auch wirklich wichtig, sich das zuzugestehen und nicht zu sagen, ich kann das mit der allakzeptierenden Liebe überdecken oder zudecken. Ich sehe da zumindest eine Gefahr, dass ich nicht zu dem Schmerz und der Wut und all dem wirklich stehe.*

Und das andere: Bei dem Beispiel mit dem Punk habe ich in Bezug auf Drogen- und Rauschgiftabhängige gedacht: Auch sie suchen im Grunde nach dem Sinn des Lebens. Aber wir als Gesellschaft sehen das nicht, sondern wir grenzen sie als etwas Exotisches aus, das nicht zu uns gehört, das schlecht ist. Und so habe ich mir gedacht, dass für Menschen, die mit Drogenabhängigen arbeiten, die spirituelle Dimension in ihrer Arbeit ganz besonders wichtig ist, weil sie eine Brücke zu den Drogenabhängigen schlägt, denn sie suchen nach etwas, was sie nicht finden.

Zur letzten Frage kann ich sagen, dass wir planen, genau dazu etwas mit diesem jungen Mann, der Punk-Buddhist ist, zu machen. In Bern gibt es die Reithalle, ein Platz, wo Sie sicher nicht gerne hingehen möchten. Dort treffen sich Drogensüchtige, Alkoholabhängige usw., aber es ist auch ein Ort kultureller Vielfalt, ein Ort des Experimentierens. Alles dort ist in einem chaotischen Zustand. Und genau dort hinzugehen, möchte ich diesem jungen Mann vorschlagen, um gerade dort den jungen Leuten vielleicht ein Licht anzuzünden.

Und zur Frage der Gewalttätigkeit gegenüber einem Kind: Ja, es gibt diese Grausamkeit. Und man soll auch nicht darüber hinwegfegen. Ganz einverstanden. Aber wenn Sie so etwas sehen und Sie mit diesem Mädchen zu tun haben, wenn Sie z. B. Trauer oder Entsetzten empfinden, wenn Sie selbst in ihre Emotionen hineinkommen, gibt es immer auch die Möglichkeit, dass Sie als Beobachterin quasi zuschauen, wie diese Trauer, dieses Mitleiden, wenn Sie so wollen, aufkommt, – aber auch wie es wieder vergeht. Als Beobachterin können Sie wie einen Schritt zurück gehen, als Beobachter ist etwas in Ihnen quasi ruhig.

Mitgefühl hat letztlich zwei Aspekte. Mitgefühl ist nicht Mitleiden. Und wir sind eigentlich nur wirklich zu einer Hilfeleistung für andere Menschen fähig, wenn wir für den Menschen, der verletzbar ist, Mitgefühl haben. Der Mensch ist verletzlich, und wir teilen als Menschen diese Verletzlichkeit. Physisch, psychisch, auf allen Eberen. Der andere Aspekt ist, dass wir sehen, dass der Mensch dieses Licht ist. Ewig, ungeboren. Und da ist er unverletzbar. Und in der Balance dieser beiden Aspekte – wiederum paradox – kommen wir in ein Mitgefühl hinein, das uns sozusagen nicht erdrückt. Das uns mitfühlen lässt, aber in einer Balance ist. Im Ganzen getragen. In der Liebe. In einer Liebe, die bedingungslos ist.

Was das Opfer anbelangt, kann ich mir das vorstellen. Aber was den Täter angeht, finde ich es viel schwieriger.

Das ist schwieriger. Ich arbeite ja viel mit Träumen. Das ist hochspannend. Wir haben einige Frauen bei uns gehabt, die Gewaltszenen als Kind erlebt haben, Missbrauch usw. Und in den Träumen kommen diese Sachen natürlich hoch, weil sich der Deckel des Unbewussten lüftet und es fließen kann.

Und sehr interessant ist, wie sich das über längere Zeit oft in den Träumen offenbart. Zuerst träumt man sicher die Opferseite. Aber vielleicht am Schluss einer ganzen Traumserie träumt man plötzlich vom Täter oder der Täterin. In der Traumarbeit wissen wir, dass alle Aspekte, die wir träumen, Aspekte von uns selbst sind. Da muss ich mich also plötzlich mit dem Täter oder der Täterin als einem Anteil in mir selbst auseinandersetzen. Und ich komme in Berührung mit dem Dunklen, dem Bösen, mit all diesen Sachen. Indem ich diesem Personenanteil in mir Aufmerksamkeit schenke – Aufmerksamkeit ist Licht, Aufmerksamkeit ist ein Aspekt der Liebe –, belichte ich diesen Teil und mache damit Versöhnungsarbeit. Die Opferthematik ist erst dann wirklich gelöst, wenn das Gegenüber – der Täter oder die Täterin – eigentlich in den Armen gehalten werden kann. In einer Weite, wo man erkennt, dass die Welt in uns ist.

Alles was wir sehen, sehen wir, weil wir in Resonanz dazu stehen. Das heißt, dass alles, was in der Welt geschieht und wir wahrnehmen, letztlich auch ein Teil in uns ist. Wenn wir mit diesem Aspekt vertraut werden und nicht mehr Angst haben mit all dem, was auf der Welt geschieht, sondern es in einer Weite des Herzens halten können, dann ist das für mich tiefste Friedensarbeit, denn auch das schwingt im Feld. Oft sagt man auch, Kriege wie z.B. in Jugoslawien oder Palästina sind Eiterblasen, die aufplatzen – das ganze Kollektiv der Menschheit hat damit zu tun. Die Welt und der Frieden in der Welt haben eine große Chance, wenn man sich selbst mit diesen Dingen innerlich beschäftigt und versucht, sie zu integrieren. Das ist echte Friedensarbeit.

Klaus-Dieter Platsch: *Ich möchte noch einmal die Frage, die vorhin nach dem Verbindenden der hier gehaltenen Vorträge gestellt worden ist, aufgrei-*

*fen. Ich denke, das Wesentliche ist nicht z.B. die Fra-
ge, ob es Materie gibt oder nicht. Auch nicht, was
wir z.B. im chinesischen Kontext unter Tai Ji oder
Yin und Yang oder Qi, dem Fließen von Lebensenergie, verstehen.*

*All das sind ja Konzepte. Konzepte sind natür-
lich niemals die Wahrheit. Und jeder wird von seinem Standort vielleicht eine für sich persönliche
Wahrheit empfinden, wird sie aber auf einem anderen Hintergrund relativieren müssen. Und darin,
finde ich, liegt etwas, das all diesen Vorträgen, die
wir gehört haben, gemeinsam und verbindend ist.*

*Das Verbindende ist das, was im Hintergrund
als* Eines *schwingt. Etwas, das eigentlich nur mit
dem Mensch-sein zu tun hat. Ich glaube, dass es
nicht so sehr um Konzepte als vielmehr um Mensch-
sein geht.*

*Und da sehe ich auch die Dimension, wo ich/wir
mit unseren Patientinnen und Patienten arbeiten.
Und es gibt Krankheit und Gesundheit. Das sind zwei
Pole natürlich. Aber die Frage ist, wie geht ein
Mensch, der krank ist, damit um, und wie gehen wir,
die wir Ärzte oder Ärztinnen oder Menschen anderer
Heilberufe sind, damit um? Aus welchem Hintergrund handeln wir oder handeln wir nicht? Aus welchem Verständnis heraus wirke ich eigentlich – oder
wirkt* es *nicht eigentlich* durch mich? *Das ist eine
Frage, die in allen Vorträgen in einer starken Weise
gemeinsam geschwungen ist. Da sehe ich das Verbindende.*

Frage: *Ich möchte noch einmal etwas zu dem
Kontrast von Liebe und Hass sagen. Um an dem
Beispiel anzuknüpfen: Hass entsteht, wenn ein Kind*

ermordet wird. Und die Betroffenen leben lange im Hass und werden daran krank. Und ich glaube, wenn man wieder gesund werden will, kann man das eigentlich nur mit Liebe schaffen.

Im Gefolge von Verbrechen, wo z.B. Männer verschleppt oder Frauen ermordet worden sind, finden immer wieder auch Prozesse statt, wo sich die betroffenen Männer und Frauen mit den Tätern auseinandersetzen und so wieder zu innerem Frieden kommen. Oder denken wir an den Holocaust, wo Juden, die ihre Verwandten verloren haben, erst durch Verzeihen wieder zu innerem Frieden gekommen sind, ja dadurch überhaupt weiterleben konnten. Da wirkt die Liebe. Und man kann das an sich selber gut erfahren, was Hass mit einem macht: Hass macht krank und Liebe macht gesund. Ich finde das einen Aspekt, den wir wirklich erfahren können. Ich finde auch wichtig, das den Patienten ggf. in der Therapie bewusst zu machen.

Danke für Ihren Kommentar.

Ich möchte noch einmal das Übergreifende aufgreifen, das angesprochen worden ist. Ich habe aus den verschiedenen Vorträgen herausgehört, dass wir kollektiv vielleicht die Chance haben, zu überleben und uns nicht selber zu zerstören, wenn sich in der Welt ein stärkeres Bewusstsein entwickelte.

Ich gehe hier von meiner kleinen Arbeit in meiner psychotherapeutischen Praxis aus, wo ich einige Leute erreiche, die krank sind und deshalb zu mir kommen. Aber ich kann nicht die erreichen, die im Alltag vor sich hintrotten, die in ihren eigenen Süchten stecken, in Arbeits-, Macht- und Geldsucht, usw.

Und da frage ich mich: Muss ich mehr in die Welt hinaustreten?

Aber ich möchte nicht missionieren. Ich möchte niemandem sagen: Du musst dies und jenes machen, damit die Welt besser wird. Die Frage beschäftigt mich sehr.

Wie kann das, was wir hier ansprechen, trotzdem mehr in die Welt hineingetragen werden und auch die Menschen erreichen, die nicht krank werden, die nicht im Gefängnis landen, die nicht in eine Krise geraten, die aber vielleicht auch viel Unheil anrichten – oder wenn nicht Unheil, so doch dieses Bewusstsein nicht weitertragen? Und ich spüre auch die Dringlichkeit, wenn ich die Zahlen von Hans Peter Dürr *so höre, wie schnell wir uns zerstören, wie viele Energiesklaven wir haben usw. Ich frage mich: Wie dringlich müssen wir* auch handeln?

Der Ausgangspunkt ist: Da, wo du gerade bist, ist es gerade richtig. Das ist gerade vollkommen.

Auch in meinem Verständnis gibt es ein Paradox. Und das Paradox ist, dass jeder Augenblick in sich vollkommen ist. Das kann man wirklich nachvollziehen. Indem wir ganz in der Präsenz des jetzigen Augenblickes sind, fehlt uns nichts. Da gibt es keine Person, nur Stille, Frieden. So. Das ist der eine Punkt.

Der andere Punkt ist, dass wir auf der relativen Ebene in einer Welt leben, die sehr chaotisch ist, und das müssen wir zusammenbringen. Ich denke, dass jeder Mensch in seiner Einzigartigkeit im Dienst des Ganzen steht. Er ist Teil des Ganzen. Wenn der Mensch in seinem natürlichen Zustand ist, d. h. wenn er nicht mehr von Ängsten oder Wünschen getrieben, sondern er mehr in diesem ruhenden So-Sein zu Hause ist, dann wird er spontan und natürlich aus sich selbst heraus das tun, was zu tun ist, und das lassen, was zu lassen ist. Er lauscht. Er lauscht, geht mit seinem inneren Licht, und daraus entsteht ein Impuls.

So war das z.B. bei mir mit dem Afghanistan-Krieg. Ich habe die Situation dort so aufgenommen und daraus entstand „Ein Lächeln und 10 Cent für eine Welt".[29] Oder du meditierst, fängst etwas auf aus Palästina oder Israel, oder eine Energiefrage oder irgend etwas anderes. Plötzlich macht es dich betroffen, irgendwas kommt dir in den Sinn und du gehst mit dem. Aber ohne, dass du etwas willst. Auch ohne, dass du etwas erreichen willst. Man tut, was zu tun ist. Da ist keine Persona.

Und aus dem heraus denke ich, wenn jeder Mensch auf diese Weise aus seinem Herz zu leben beginnt, könnte die Symphonie des Ganzen wieder ein bisschen mehr ins Klingen kommen. Und weniger in der Dissonanz. Folge deinem Herz. Wenn du denkst, du musst mehr für die Welt tun, dann tue es. Viele Menschen haben schon solche Ideen, aber sie setzen sie nicht um. Wenn wir wirklich denken, dieser Welt geht es nicht gut, dann kann man nur sagen: Vorwärts, mach den Schritt, setz es um! Es fällt leicht, wenn es nicht in der Spaltung geschieht. Es fällt leicht, wenn es aus dem Sein kommt und eine

---

[29] Diese Projekt ist von Annette Kaiser in Leben gerufen worden, um Innen (Lächeln) und Außen (10 Cent) in einem karitativen Sinn zu verbinden und soziale Projekte zu unterstützen. Auskunft über den Verein „Ein Lächeln", Villa Unspunnen, Oberdorfweg 7, CH- Wilderswill,
Email: einlaecheln@villaunspunnen.ch. (Anm. des Hgs.)

natürliche Bewegung ist. Dann ist es mühelos. Und ich gebe dem eine große Chance.

Wie die Zukunft wirklich ist, das weiß niemand, das weiß ich auch nicht. Aber auf diese Weise zu leben, bedeutet, dass ich selber in einer Freude bin – ich bin im Fluss und dadurch auch nicht abgespalten.

Und es gibt auch eine Ebene, wo es dasselbe ist, ob ich lebe oder sterbe. Es fällt nur eine Hülle, die wir angenommen haben. Dahinter ist ein Prinzip, das ungeboren ist, und das verleiht dem Menschen Flügel.

Weiterführende Literatur

Bücher der Referentinnen/Referenten (Auswahl)

Dürr, H.P.: Für eine zivile Gesellschaft, dtv 2000

Dürr, H.P.: Elemente des Lebens (MitHrsg), Graue Edition, 2000

Dürr. H.P.: Wir erleben mehr als wir begreifen (Mitautor), Herder Spektrum, 2001

Dürr, H.P.: What is Life? (Mitautor, MitHrsg), World Scientific Publ., 2002

Hartkemeyer, M., J.F., L. Freemann Dhority: Miteinander Denken – Das Geheimnis des Dialogs, Klett-Cotta Vlg., Stuttgart, 3. Auflg, 2001

Kaiser, A.: Der Weg hat keinen Namen – Leben und Vision einer Sufi-Lehrerin, Hrsg. Anna Platsch, Theseus-Vlg. Berlin, 2002

Kaiser, A.: Jenseits aller Pfade – Visionen einer neuen Spiritualität, Hrsg. Anna Platsch, Theseus-Vlg., Berlin, 2004

Platsch, K.-D. (Hg.): Medizin und Spiritualität – ein Geschmack vom Heilen, Book on Demand, Norderstedt, 2002

Platsch, K.-D. (Hg.): Tod und Sterben – ein Geschmack Der Ewigkeit, Book on Demand, Norderstedt, 2003

Platsch, K.-D.: Die fünf Wandlungsphasen – Das Tor zur chinesischen Medizin, Urban&Fischer, München, 2005

Platsch, K.-D.: Psychosomatik in der Chinesischen Medizin –
wenn Geist Essenz durchdringt, Urban&Fischer, München, 2000

Bewusstsein

Bohm, D.: Der Dialog, Klett-Cotta, Stuttgart, 1998

Bohm, D.: Die implizite Ordnung, Diamus-Trickout, München,
1985

Buber. M.: Das dialogische Prinzip, Lambert Schneider im
Bleicher Vlg., Gerlingen, 1997

Laszlo, E.: Das dritte Jahrtausend, Suhrkamp, 1998

Laszlo, E.: Das fünfte Feld, Bastei Lübbe, 2000

Maturoma, H.: Was ist erkennen?, Piper, 1994

Pearsall, P.: Heilung aus dem Herzen, Die Körper-Seele-
Verbindung und die Entdeckung der Lebensenergie,
Goldmann Vlg., 1999

Russell, P.: Quarks, Quanten und Satori, Kamphausen, 2002

Sheldrake, R. / Fox, M.: Die Seele ist ein Feld, Dialog zwischen
Wissenschaft und Spiritualität, O.W. Barth Vlg., 1999

Warnke, U.: Die geheime Macht der Psyche, Popular Academic
Verlagsgesellschaft, 1999

Wheatleg, M.: Quantensprung der Führungskunst, Rowohlt,
1997

Wilber, K.: Ganzheitlich Handeln, Arbor, 2001

Wilber, K.: Einfach Das, Fischer, 2001

Spirituelle Literatur

Aurobindo: Wenn die Seele singt, Kreuz Vlg., 2001

Ayya Khema: Meditation ohne Geheimnis, Theseus Vlg.

Glassman, B.: Zeugnis ablegen, Buddhismus als engagiertes Leben, Theseus

Jäger, W.: Die Welle ist das Meer, Herder-Spektrum, 2000

Jäger, W.: Suche nach dem Sinn des Lebens, Via nova, 1999

Kapleau, Ph.: Das Zen-Buch vom Leben und Sterben, O.W. Barth Vlg., 2001

Kornfield, J.: Das Tor des Erwachens, Kösel Vlg., 2000

Lao Tse: Tao-Te-King, Diogenes, 1990

Ramana Maharshi: Sei, was du bist!, O.W. Barth, 2002

Schmid. G.: die Mystik der Weltreligionen, Eine Einführung, Kreuz Vlg., 1990

Segal, S.: Kollision mit der Unendlichkeit, Rowohlt Taschen buch, 2000

Teresa von Avila: Die innere Burg, Diogenes Vlg.

Thich Nhat Hanh: Die Wunder der Achtsamkeit, Theseus Vlg.

Tolle, E.: Jetzt! Die Kraft der Gegenwart, Kamphausen Vlg., 2000

Tweedie, I.: Der Weg durchs Feuer, Ansata-Vlg., 1988

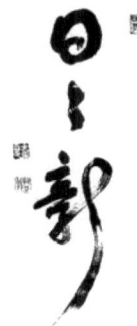

Jeder Tag ein neuer Tag

Kurzbiographien und Anschriften

Dr. Martina Hartkemeyer,
Studium der Biologie und Sozialwissenschaften, Promotion, Lehrtätigkeit im Erwachsenenbildungs- und Hochschulbereich, Leiterin des von der Deutschen Bundesstiftung Umwelt geförderten Dialog-Projekts der Adolf-Reichwein-Gesellschaft, Wallenhorst.

Anschrift: Dr. Martina Hartkemeyer
Osnabrücker Str. 73,
D - 49565 Bramsche
Fax: (05407) 858522
Email: gut.hartkemeyer@t-online.de

Prof. Dr. Hans-Peter Dürr,
Emeritierter Prof. für Physik, Mitarbeiter von Werner Heisenberg, langjährig Direktor des Max-Planck-Instituts für Physik und Astrophysik und des Werner-Heisenberg-Instituts für Physik mit den Forschungsschwerpunkten Kernphysik, Elementarteilchenphysik, Gravitation und Erkenntnistheorie. Engagiert in gesellschaftspolitischen Fragen über Verantwortung des Wissenschaftlers, Friedenssicherung, Ökologie und Ökonomie. Viele Auszeichnungen, einschließlich des alternativen Nobelpreises. Zahlreiche wissenschaftliche und Buchveröffentlichungen, u.a. „Geist und Natur" (Hrsg), „Für eine zivile Gesellschaft" und „What is Life?" (Mitautor, MitHrsg).

Anschrift: Prof. Dr. Hans-Peter Dürr
Max-Planck-Institut für Physik
Föhringer Ring 6
80805 München
Email: hpd@mppmu.mpg.de

Annette Kaiser
hat Volkswirtschaft studiert, ist spirituelle Leiterin der „Villa Unspunnen" in der Schweiz und der „Windschnur" in Deutschland. Sie steht in der Nachfolge der englisch-russischen Sufi-Lehrerin Irina Tweedie und lehrt eine zeitgemäße, Konfessionen und spirituelle Pfade transzendierende Spiritualität. Sie ist verheiratet, hat zwei erwachsene Kinder und unterrichtet Taiji. Autorin der Bücher „Der Weg hat keinen Namen" und „Jenseits aller Pfade".

Anschrift: Villa Unspunnen
              CH-3812 Wilderswil
              Email: : info@villaunspunnen.ch
              www.villaunspunnen.ch
              Tel 0041 (0) 33 821 04 44
              Fax 0041 (0) 33 821 04 45

Dr. med. Klaus-Dieter Platsch
Arzt für Innere und Chinesische Medizin, Psychotherapeut, Dozent der Deutschen Ärztegesellschaft für Akupunktur, Lehrbeauftragter der Universität Herdecke. Vorträge und Buchveröffentlichungen, u.a. „Psychosomatik in der Chinesischen Medizin" und „Die fünf Wandlungsphasen – Das Tor zur chinesischen Medizin". Er ist verheiratet und hat drei erwachsene Kinder.

Anschrift: Institut für Integrale Medizin
              Dr. med. Klaus-Dieter Platsch
              Windschnur 6-12
              D-83132 Pittenhart
              Tel   0049-(0)8051-9 28 96
              Fax   0049-(0)8624-89 17 78
              Email: info@integrale-medizin.net
              www.drplatsch.de

Die bisherigen Tagungsbände sind über den Buch-
handel erhältlich:

Medizin und Spiritualität – ein Geschmack vom Heilen

Book on Demand, 2002
ISBN 3-8330-0115-1

Tod und Sterben – ein Geschmack der Ewigkeit

Book on Demand, 2003
ISBN 3-00-012757-7

Alle Beiträge dieses Buches gibt es auch als
Audiokassetten.

Auditorium Netzwerk
Habspergstr. 9a
D-79379 Müllheim

Tel. 07631/170743 • Fax 07631/170745
audionetz@aol.com